Saúde (em) crônica

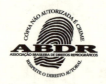 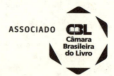

S816c Stefani, Stephen Doral.
Saúde (em) crônica : problemas médicos, impasses morais e dilemas sociais / Stephen Doral Stefani. – Porto Alegre : Artmed, 2025.
xvi, 147 p. ; 21 cm.

ISBN 978-65-5882-249-3

1. Clínica médica. 2. Crônica. I. Título.

CDU 616-07:82-9

Catalogação na publicação: Karin Lorien Menoncin – CRB 10/2147

though
STEPHEN STEFANI

Saúde (em) crônica

problemas médicos, impasses morais e dilemas sociais

Porto Alegre
2025

© GA Educação Ltda., 2025.

Coordenador editorial: Alberto Schwanke

Editora: Arysinha Jacques Affonso

Preparação de originais: Arysinha Jacques Affonso

Capa: Paola Manica/Brand&Book

Ilustrações: Clara Heinrich, Fábio Henrique Fernandes e Jader Amaral Rotta

Projeto e editoração: TIPOS – design editorial e fotografia

Reservados todos os direitos de publicação ao
GA EDUCAÇÃO LTDA.
(Artmed é um selo editorial do GA EDUCAÇÃO LTDA.)
Rua Ernesto Alves, 150 – Bairro Floresta
90220-190 – Porto Alegre – RS
Fone: (51) 3027-7000

SAC 0800 703 3444 – www.grupoa.com.br

É proibida a duplicação ou reprodução deste volume, no todo ou em parte, sob
quaisquer formas ou por quaisquer meios (eletrônico, mecânico, gravação, fotocópia,
distribuição na Web e outros), sem permissão expressa da Editora.

IMPRESSO NO BRASIL
PRINTED IN BRAZIL

AUTOR

O Dr. Stephen Stefani é médico egresso da Faculdade de Medicina da Universidade Federal do Rio Grande do Sul, com residência em Clínica Médica e em Oncologia no Hospital de Clínicas de Porto Alegre. Fez *fellowship* na University of California, em parceria com a Universidade de Stanford. Trabalha com protocolos de medicina baseada em evidências e farmacoeconomia. Foi presidente do capítulo Brasil da International Society of Pharmacoeconomics and Outcomes Research (Ispor), além de diretor do Consórcio Latino-Americano da Ispor. Atualmente é membro do conselho da Americas Health Foundation e participa do comitê consultivo da *The Lancet Oncology*. Atua como oncologista clínico em Porto Alegre e presta consultoria técnica para diversas empresas de saúde no Brasil e no exterior. Escreve regularmente para jornais e revistas.

PREFÁCIO

O texto de Stephen Stefani tem a fluência que fascina na cultura oral, e a contemporaneidade de quem descobriu que qualquer assunto do cotidiano pode gerar uma bela crônica, dependendo da sensibilidade de quem se apropriou da ideia. Seu livro passou a limpo um tempo longo permitindo que, sem a obrigatoriedade da agenda fixa, pudesse pinçar com talento, sensibilidade e graça, momentos e percepções que marcam um lustro, durante o qual podemos reclamar de qualquer coisa, menos de monotonia.

Apesar do cronista ser comparado ao soldado raso se metaforicamente submetêssemos os literatos à hierarquia militar (os poetas seriam os generais), seu grande desafio é dar vida a uma situação qualquer, ornando-a de criatividade, delicadeza e emoção.

Quem decide se aventurar por esta desafiadora trilha literária, descobre logo que, como advertiu o genial Ariano Suassuna, as coisas ruins de viver são boas de contar. E temas como coragem, determinação, solidariedade, resiliência, fé e esperança forneceram assunto como nunca, nesses anos em que ninguém sobreviveu sem lembranças definitivas.

E, então, com esta matéria prima, Stephen foi inexcedível, narrando episódios comoventes de resiliência, como a história de um mutirão que contou com apoio da vizinhança para a construção de uma rampa para um jovem cadeirante, portador de um câncer terminal, que merecia a chance de voltar para casa por um caminho digno. Uma comovente história de generosidade disposta a servir, enquanto fosse possível, mesmo que a sobrevivência daquele jovem, para aproveitar o benefício, fosse muito improvável e fugaz.

Inúmeras crônicas trataram de duas grandes catástrofes, que, se não bastasse terem espalhado medo de uma maneira democrática como ainda não conhecíamos, ainda se sucederam em curto intervalo de tempo, de modo a não permitir que nos recuperássemos de uma e já estávamos às voltas com a outra.

Olhos abertos e coração sensível são as armas de que o cronista dispõe para exercer seu trabalho de reconstrução, que, afinal, é isso que a crônica faz: discute o que aconteceu, e, na tragédia, se coloca no lugar do sofredor e imagina cada pequeno detalhe que, se evitado, poderia ter mudado aquela história.

Neste sentido, a década esmiuçada por Stephen foi de uma riqueza incomum. Eventos que mudaram a face do mundo, como a pandemia, ou transformaram comunidades, como a enchente que nos dilacerou, foram dissecados com uma sensibilidade incomum, revelando na essência uma intensidade emocional do relator que vai muito além do que os distraídos crônicos perceberam.

E é desse talento que precisamos para irmos além com as grandes mudanças que, por inércia, mais planejamos do que cumprimos. Uma das crônicas discute os propósitos, estimulados por uma grande catástrofe ou por uma mera troca de ano no calendário, e o quanto a maioria desses propósitos estarão de volta no ano seguinte, prontos para serem requentados. Mas desses delírios nunca nos libertamos, porque, afinal, é da esperança de que as coisas mudem para melhor que nos alimentamos para tornar a vida suportável. Servindo-se magistralmente da riqueza de sentimentos que permeiam a prática da oncologia, Stephen escolheu o caminho da empatia e da compaixão, e lindas histórias fluíram com a emoção de quem mergulhou na dor, na esperança amiúde embalada por fantasia e na luta desesperada por sobrevivência, de cada paciente seu.

E, mostrando que o trágico e o cômico são vizinhos de porta, ainda sobrou espaço para o humor, como na elaboração da "lista do que fazer antes de bater as botas!". Transparece neste livro a ideia de que viver, de verdade, deixa cicatrizes, mas que no final, depois de tudo, será por elas que teremos a certeza de que a nossa vida foi real.

Obrigado, Stephen, pelo privilégio de, antes que os outros, me encantar com tua sensibilidade no passeio prazeroso por estas páginas. Que os teus milhares de leitores tenham logo igual prazer. Afinal, todos merecemos uma trégua na aspereza do dia a dia e eles descobrirão, como eu, que há pérolas de encantamento refugiadas na leveza e na originalidade do teu texto. E disfarçadas de casualidade.

J. J. Camargo, primavera de 2024

APRESENTAÇÃO

O que eu tenho para você

Há alguns anos entendi que tinha sentido colocar no papel algumas ideias, reflexões, informações, sugestões, enfim, uma série de pensamentos que poderiam contribuir. Foram algumas dezenas de artigos publicados em veículos de prestígio e credibilidade que alavancaram o entusiasmo por manter uma certa rotina. Nunca me senti na obrigação de escrever, e meu método era ficar refletindo por vários dias sobre temas que me pareciam oportunos. E, quando achava que já tinha elementos, sentava-me e digitava como se estivesse conversando com alguém. Como faço há 30 anos no consultório médico. Reuni aqui algumas dezenas de textos publicados em jornais, revistas e portais de notícias, brasileiros e internacionais. Todos me deixaram muito orgulhoso de ocupar seus valiosos espaços.

Os compartilhamentos em redes sociais me permitiram receber todo tipo de opiniões. Algumas delas, inclusive, provavam que eu atingia meu objetivo: amigos, colegas, familiares e até leitores com quem eu nunca tinha tido contato escreviam algumas palavras – ou várias frases – na ânsia de contribuir. Alguns bons debates surgiam dos mais diferentes fragmentos dos textos. O que mais me encantava, entretanto, era quando eu conseguia tocar o coração de quem lia.

Uma ótima motivação é a possibilidade de provocar sentimentos, como alegria, esperança e até desconforto, e como eles podem motivar ações reais. Ações essas que, em uma cascata de impactos, podem melhorar a vida de muita gente. Basta um leitor mudar a forma de encarar a própria saúde ou construir argumentos para um bom debate que já valeu o esforço. E a chance desse leitor influenciar o seu entorno é mais significativa. É uma espécie de "boa corrente" de influências.

Agradeço a cada um que esteve presente nessa jornada e acredita nas palavras que coloco no papel. Agradeço a minha valiosa família, alicerce da minha existência: minha esposa, Luciana, que nem deve equacionar como me inspira, com comentários lúcidos e inteligentes e sua trajetória impecável; meus filhos, Lucca (que cresceu tão rápido, mas mantém aquele sorriso inteligente na hora certa, que alivia qualquer momento), Bianca (impressionantemente disciplinada e brilhante, e que ainda fez a primeira organização de todos os textos deste livro) e Enrico (esperto, leve e ligeiro, pronto para qualquer parada, seja parado ou em movimento), que sempre foram meu oxigênio. Enfim, agradeço a cada um que tem me acompanhado e formatado minha matriz de pensamento e, especialmente, àqueles que me estimularam a colocar em prática este projeto!

Espero que a leitura seja agradável e produtiva.

SUMÁRIO

ALMA

1	Colchões no chão	3
2	Exame enrugado pela água	7
3	Paradoxo de viver	9
4	A rampa	11
5	A princesa e o câncer	13
6	Sobreviventes	15
7	Cura pelo toque do rei	17
8	O anão de Raphael Poulain	19

9	A última palestra	21
10	Mais tempo	23
11	Tempo que voa	25
12	Empatia e altruísmo	27
13	Compaixão faz bem à saúde	29
14	Me fale o que você está sentindo, doutor!	31
15	Lista de bucket	33
16	Expectativa e diálogo	35
17	Você já se planeja para o Ano Novo?	37
18	Voltar ao que era antes	39
19	Aquele dragão, o câncer	41
20	Ciência e educação contra o câncer	43
21	Fuga de talentos	45
22	Medicina não é um emprego, é um privilégio	47
23	O que faz um médico ideal?	49

CORPO

24	Metas e prioridades	55
25	Pé no chão	57
26	Envelhecendo	59
27	Anamnese completa	61

28	A medicina que não existe	63
29	A pandemia invisível	66
30	O câncer não espera	68
31	Um pouco de prosa antes do rosa	70
32	Imperador de todos os males	72
33	Prevenindo o câncer	75
34	A criança fumante	77
35	Não descuide da saúde no "novo normal"	79
36	Outubro Rosa e a luta diária	81
37	O gosto amargo do cigarro	83

MENTE

38	Meio ambiente e saúde	87
39	Agenda para saúde	89
40	Preço de uma decisão	91
41	Escolhas em saúde: o dilema entre os interesses individual e coletivo	94
42	Conta que não fecha	97
43	Um ano do programa Mais Médicos	99
44	O papel do médico	101
45	Mais uma ferramenta em saúde	104

46	Planejamento para reduzir riscos	106
47	O problema está na sala de espera	108
48	A saúde necessita de análise técnica e científica	111
49	Remédio certo	115
50	Eficiência em saúde	117
51	Maior do que a doença	119
52	Medicina de precisão e medicina de que precisamos	121
53	O câncer do sangue e o abismo entre a saúde pública e a privada	124
54	O principal problema de saúde	127
55	Doença rara	129
56	Sistema em transição	131
57	Exames demais ou exames de menos?	134
58	Sem acesso ao avanço médico	136
59	Comunicação e ação	138
60	Saúde da mulher: as mudanças necessárias	140
61	Outubro (nem tão) rosa	142
62	Câncer de pulmão: um mal para a saúde e as contas públicas	144
63	A saúde e as avalanches do monte de areia	146

ALMA

1

COLCHÕES NO CHÃO

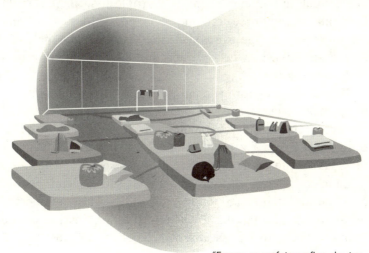

"Foram-se as fotografias, doutor...
eu não consegui salvar minhas fotografias."

A fúria da água arrancou não só a casa delas, mas as lembranças e os momentos que essas pessoas guardavam. Segundo os meteorologistas, a sequência de eventos extremos começou com uma onda de calor persistente nas regiões Sudeste e Centro-Oeste do Brasil.

Esse fenômeno, aliado às correntes de vento e aos corredores de umidade vindos da Amazônia e aos efeitos do El Niño, criaram as condições ideais para a formação de chuvas intensas, que culminaram na tragédia.

Até então, algumas cidades emitiram um alerta vermelho pela possibilidade de quantidade grande de chuvas. O volume passou de 800 milímetros em mais de 60% da região. Em questão de horas, rios e lagos transbordaram com violência, pegando de surpresa milhares de pessoas em suas casas.

Fui chamado, na madrugada daquele domingo, por um dos líderes comunitários de uma região no extremo sul da cidade onde moro, a quase 20 km da área central. Porto Alegre é a capital do estado do Rio Grande do Sul, com uma população de 1,2 milhão, mas cercada de cidades que compõem o triplo disso. Banhada pelo Lago Guaíba, sempre se orgulhou de um pôr do sol sobre a água, que encanta os moradores e os visitantes. O chamado de ajuda veio em mensagem sucinta, pelo telefone: "preciso de médico no centro comunitário da igreja".

Com 30 anos de formado em medicina, foi a cena mais impressionante que presenciei. Triste e chocante. Havia dezenas de pessoas (mais tarde, descobri que eram 128) e um número quase equivalente de cães e gatos de estimação. As pessoas estavam assustadas e confusas, deitadas em colchões no chão.

Cada colchão era cercado de algumas sacolas, com poucos pertences pessoais, como roupas e agasalhos. Faziam um breve inventário de suas receitas e seus remédios. Algumas receitas e exames com borrões e texturas característicos de papel que foi molhado, ou melhor dizer, salvo da enchente.

Tentei organizar uma fila de prioridades intuitiva e listar quais eram as necessidades mais urgentes. Praticamente um terço usava algum medicamento crônico, e alguns só sabiam que se tratava de uma "pílula branca" para pressão ou outra doença crônica qualquer.

A única certeza que eu tinha era que iria precisar de ajuda. Se, por um lado, a dor da devastação atinge vidas e famílias, a luz da solidariedade representa a compaixão que vem de todos os lados. Fiz um pedido de ajuda em um grupo de WhatsApp. Em poucos minutos, chegaram amigos e colegas. Sem tempo para trocar muitas palavras, eles silenciosamente cumprimentavam com um abano da cabeça e assumiam algumas tarefas. Mais alguns minutos e recebo uma ligação de outro colega, que já estava na farmácia local perguntando quais remédios ele precisava comprar e trazer para nós.

E, em poucas horas, tínhamos uma equipe montada, com vários profissionais voluntários, contato com as autoridades sanitárias locais (que estavam, evidentemente, sobrecarregadas), além de uma farmácia razoavelmente sólida, construída por doações. Todas as pessoas foram tratadas, receberam vacina contra tétano, e, apesar do baixo nível de certeza científica, oferecemos profilaxia para leptospirose em casos que julgamos de alto risco (alguns dias depois, instruções das sociedades médicas foram publicadas e, felizmente, exatamente no cenário que escolhemos utilizar).

Talvez o mais relevante seja que todos receberam uma mão no ombro e uma tentativa de fazê-los sorrir. Outros abrigos adotaram estratégias muito semelhantes, mas demoramos alguns dias para reconhecer que era um sistema que poderia ter sido mais produtivo com uma integração coordenada. Mesmo a transferência e o isolamento de alguns pacientes, que a princípio faziam sentido, poderiam agregar riscos não estimados, devido à movimentação muito complexa em uma cidade que teve até 85% de sua área comprometida pela enchente, falta de água potável ou de energia elétrica.

O impasse sobe prioridades exercitou toda reflexão dos profissionais e voluntários envolvidos, movidos pela urgência da situação, em um contexto extremo de recursos escassos.

Uma tragédia complexa como essa não acontece por acaso e, tampouco, tem soluções simples. De alguma forma, por outro lado, acelera a necessidade de pautar o assunto de forma ágil e pragmática.

Globalmente, a saúde da população não é determinada apenas pelo setor da saúde, nem as políticas climáticas são da exclusiva responsabilidade do setor ambiental. É necessária uma colaboração intersetorial maior e mais forte para abrir caminhos de desenvolvimento que considerem uma adaptação robusta às alterações climáticas. Esta ameaça global para a saúde, talvez o maior desafio que o mundo enfrenta no século XXI, expõe a urgência de ações concretas e coordenadas, tanto no nível local como global, para mitigar os seus impactos devastadores.

O evento afetou – seja por alagamento, falta de energia elétrica ou água potável – cerca de 1,5 milhão de pessoas. Foram mais de 500 mil pessoas desalojadas e 81 mil tiveram de ficar em abrigos. As mortes ultrapassaram 170 pessoas, com dezenas de desaparecidos.

A região enfrenta um cenário desolador, sem conseguir avaliar o real impacto econômico e social no médio e no longo prazos. Essa catástrofe deve agregar mais desafios para um país que tenta saídas para um sistema de saúde com iniquidades crescentes.

Os países precisam de políticas públicas que aumentem simultaneamente a resiliência climática, reduzam as desigualdades sociais e melhorem a saúde da população. Não podemos seguir atendendo pacientes deitados em colchões no chão, chorando pelas fotografias que perderam nas águas e pelas vidas que se foram.

Publicado na revista *Value&Outcomes Spotlight* em junho de 2024

2

EXAME ENRUGADO PELA ÁGUA

Abro o envelope do exame enrugado pela água que não poupou nem quem já vinha doente. Este senhor de 75 anos de idade foi acordado pelas águas. O olhar apreensivo e o esfregar das mãos pareciam ainda estar revivendo um filme tenso e agitado. Os acontecimentos catastróficos atingiram pessoas de todas as idades, todas as classes sociais e todas as sortes. A água invadiu a casa, sem piedade, com uma rapidez que somente permitiu que ele regatasse documentos e exames. "Podia ser pior".

É uma frase recorrente entre as vítimas da enchente. Mas não era uma comparação com quem teve menos sorte. Era uma referência ao seu próprio limite de desempenho, que poderia estar comprometido pela enfermidade. Não era justo querer imaginar algo pior para ancorar um infortúnio ainda mais triste. A busca do consolo na comparação com a desgraça alheia pode até ter uma função cicatrizante, mas parte do pressupor que alguém tem que estar sofrendo mais. Acreditar na própria capacidade de reconstrução é mais difícil, mas, ao mesmo tempo, tira uma fronteira na possiblidade de achar energia e força de reestabelecer felicidade em qualquer cenário. Nem que todo entorno seja de lama.

Leio o laudo do exame, tentando não deixar o pensamento divagar na direção de imaginar por que uma pessoa doente ainda tem que enfrentar mais uma adversidade do porte de perder tudo que tem – ou quase tudo: ainda tinha a dignidade, representada pelos documentos que provavam quem era e pelos exames que atestariam sua saúde para reconstruir sua vida.

"Sem evidências de doenças", resumia o laudo. Reli em voz alta. O paciente, com olhos marejados de emoção, sorri pela primeira vez.

"Sou uma pessoa de muita sorte, doutor! Obrigado! Posso ligar para meu filho para contar? Ele está precisando de uma boa notícia." Esse sorriso que brota com força, no meio desse lamaçal de desgraças, representa como a felicidade sempre pode achar sua forma de recomeçar, mesmo quando tudo parece conspirar para a tristeza.

E que nosso povo encontre esse sorriso e, ainda melhor, possa compartilhar com alguém que ama. O ser humano é capaz de reconstruir qualquer coisa, se tiver esse tipo de motivação. Estas pessoas que reencontram suas trilhas – com seus exemplos de valores e coragem – sustentam a esperança que voltaremos a sorrir.

Publicado no portal Setor Saúde em 06/8/2024

3

PARADOXO DE VIVER

O significado de viver sempre foi complexo e vem provocando a humanidade há séculos. O grande paradoxo é que podemos ser tudo ou nada, ao mesmo tempo. Por exemplo, é da natureza humana – e de qualquer espécie viva, de alguma forma – lutar para perpetuar a vida, considerando a incerteza da morte. Individualmente, essa finitude pode representar para o indivíduo o desaparecimento daquele mundo com que ele tinha relação. Entretanto, quando nos vemos pelos olhos da natureza, o significado muda muito. Somos um dos mais de 7 bilhões de humanos vivos hoje e nossa espécie é apenas uma das cerca de 10 milhões de espécies em nosso planeta.

A Terra é apenas um dos cerca de 100 bilhões de planetas em nossa galáxia, que é apenas uma das cerca de 2 trilhões de galáxias no Universo. E nossas vidas são apenas cerca de 1/3.000 da existência da humanidade, que em si é apenas 1/20.000 da existência da Terra. Em outras palavras, somos incrivelmente pequenos e de curta duração. Então, devemos esquecer a questão e apenas aproveitar nossas vidas enquanto duram? Não necessariamente. Não é uma condição binária. Podemos nos importar um pouquinho e contribuir para seguirmos melhorando como coletividade – e são todos esses pequenos pedaços que se somam para impulsionar a evolução do Universo.

Nós podemos ser importantes para os outros que ficam depois de nossa partida. Cada uma das 7 bilhões de pessoas pode ser significativa. Sua contribuição pode importar e contribuir para a evolução da humanidade e do Universo. Algumas dão sólidas e enormes contribuições, como Albert Einstein, Buda, Leonardo da Vinci, Nikola Tesla, Alexander Graham Bell, Mahatma Gandhi. Nenhuma dessas pessoas se importava e contava o quão pequenas eram no Universo. Alguns indivíduos vivem discretamente, mas com responsabilidade, respeitando seus pares e a natureza, pensando no futuro que não será deles, mas dando sua contribuição para a evolução da humanidade e do planeta.

Estamos todos conectados. É por isso que existem pessoas que se preocupam em acolher e levantar aqueles que caíram. Há pessoas que deixam, além de seus legados afetivos próximos, contribuição por meio de seus exemplos e de suas escritas. Pessoas que sabem viver e sabem morrer. Morrem com um brinde e, mesmo entre lágrimas, deixam um sorriso.

Publicado no jornal *Zero Hora* em 17/6/2022

4

A RAMPA

Seu irmão estava morrendo de câncer no hospital, restrito ao leito e à cadeira de rodas. Naquele momento, seus pais se depararam com um problema prático. Qualquer deslocamento que seu filho doente fosse fazer em casa demandaria uma rampa de acesso, coisa que não havia na velha residência da família. Uma dura avaliação da realidade, entretanto, mostrava pouco sentido em fazer essa construção quando os médicos assinalavam que não havia mais tratamentos disponíveis e a alta hospitalar era muito improvável. Sem muito pensar, fizeram o que não se esperava.

Em um sábado pela manhã, o velho pai sofrido, seu tio e ele, então com 14 anos, em um silêncio triste, começaram a construção da rampa. Uma rampa que fugia à lógica. Aos poucos o silêncio deu espaço a alguns poucos gemidos de esforços, de carregar sacos de cimento e terra, e ao barulho da betoneira.

Então, ocorreu algo excepcional. Os vizinhos, com o barulho da betoneira, começaram a sair de suas casas, chegavam junto à obra, cumprimentavam com um aceno de cabeça e, após uma breve avaliação do cenário, passavam a carregar sacos, trabalhar com as pás e ajudar na construção da rampa. Homens de 40, 50, 60 e seus 70 anos trabalharam juntos até concluir a rampa.

Naquele fim de tarde contaram ao rapaz doente, no hospital, que todos tinham contribuído na construção da rampa de acesso para quando ele retornasse à sua casa. De alguma forma, ele passou a melhorar depois daquele dia. Ele viveu mais um ano. E viveu em uma casa que tinha uma rampa que lhe permitiu deslocamento com mais dignidade e autonomia. Essa história real aconteceu com Javier Gómez Santander, escritor e colunista no jornal espanhol *El Mondo*.

Com algumas variações, isso ocorre com muitas pessoas que acham que estão sozinhas. Mostra que vale a pena seguir construindo rampas, mesmo quando tudo aponta na outra direção. Mostra que, mesmo nesses tempos em que basta uma opinião divergente para se fomentar hostilidade e ódio, vale a pena acreditar no ser humano.

Publicado no portal da revista Amanhã em 26/06/2016

5

A PRINCESA E O CÂNCER

Então, uma mulher de 42 anos, com três filhos, descobre que tem câncer. Possivelmente é o maior desafio que ela já teve que encarar na vida. Ela e milhares de pessoas – cada vez mais jovens – recebem essa notícia todo dia, e vão ter que enfrentar seus medos e incertezas. Não existe uma explicação simples para o crescimento da incidência da doença, especialmente entre os mais jovens, descrito desde a década de 1990. As principais teorias falam de padrão de alimentação pobre em fibras, aumento ambiental de microplásticos e questões genéticas. Mesmo que tenhamos evoluído muito nessa área, cada avanço traz uma enorme quantidade de novas questões.

Não importa, tampouco, se ela é uma princesa ou não. Títulos não protegem da doença. E essa luta vai ser dela, em um cenário que não é um conto-de-fadas.

Não importa qual o tipo de câncer, estágio ou chance de cura, exceto para ela, sua família e equipe médica. Especulações somente servem para alimentar a curiosidade popular, que atropela a privacidade e desconsidera a necessidade de paz e conforto em um momento desses.

Mas existem coisas que qualquer um pode fazer e, talvez até mais importante, não deve fazer, para as pessoas com câncer:

1 Não faça sugestões de remédios mágicos ou comidas milagrosas, sem qualquer amparo científico.

2 Não conte histórias trágicas de pessoas que não tiveram boa evolução, seja com o mesmo ou com outro tipo de câncer.

3 Não traga insegurança, fazendo questionamentos sobre necessidade de determinado exame ou falando de procedimentos que outra pessoa fez.

4 Não fique repetindo: "tudo vai dar certo, não te preocupe, vai ser fácil!".

Quer ajudar?

1 Ofereça-se para contribuir com tarefas práticas, como resolver afazeres domésticos.

2 Pergunte como a pessoa se sente.

3 Ouça com paciência.

4 Diga, com o coração, que você não sabe exatamente o que dizer, mas seu abraço estará lá.

Publicado no jornal *Zero Hora* em 19/4/2024

6

SOBREVIVENTES

Em janeiro de 2009, Ric Elias estava sentado no primeiro assento do voo 1549, que partia de Nova York e sofreu uma pane. Em palestra de cinco minutos, ele descreve seus pensamentos entre o momento em que o comandante anunciou o grave problema e o pouso de emergência. Aqueles minutos serviram para ele refletir sobre três pontos vitais: ele se lamentou por ter desperdiçado tempo fazendo coisas erradas com as pessoas certas da sua vida, como brigar com a própria esposa; lamentou-se por ter adiado projetos simples, como tomar um bom vinho da sua coleção; e por não ter a oportunidade de ver os filhos crescerem.

Pacientes com câncer, uma doença grave que, a despeito de todos os grandes avanços que a medicina tem oferecido, ainda é carregada de estigma e medos, vivenciam algo muito próximo. De uma hora para outra, tudo muda: qualquer pessoa pode ser diagnosticada com uma doença grave, eventualmente fatal. As reflexões sobre planos adiados e projetos pendentes são pensamentos recorrentes.

No livro *Antes de partir: os 5 principais arrependimentos que as pessoas têm antes de morrer*, a enfermeira Bronnie Ware, especialista em cuidar de pessoas próximas da morte, faz considerações muito importantes, especialmente porque as estatísticas mostram um crescimento significativo de incidência de câncer. A maioria das pessoas têm, portanto, experiência com alguém próximo, ou consigo mesmo, sobre a doença.

O mundo, e o Brasil não é diferente, tem um número crescente de sobreviventes de câncer, que têm muito a oferecer. Experiências e reflexões que poucas pessoas viveram. Possivelmente, a maioria consideraria mudanças em sua história. Algumas pessoas lembram que não deveriam ter fumado o primeiro cigarro ou que deveriam ter levado a sério a recomendação de cuidar da própria saúde. Outras se arrependem de ter perdido episódios da vida, como um aniversário, casamento ou qualquer cerimônia que reunisse familiares e amigos.

Cuidar do próprio corpo, adotando hábitos saudáveis, como atividade física, dietas balanceadas, consumo equilibrado de álcool, não fumar, fazer revisão médica adequada e regular, não garante segurança plena, mas aumenta muito a chance de uma vida longa, produtiva e saudável. O fato é que este tipo de debate estimula pessoas a refletir sobre suas escolhas enquanto têm vida e tempo para fazê-las.

Para os que não recordam, o voo 1549 pousou no Rio Hudson e o desfecho – muito improvável – foi o melhor possível: todos sobreviveram.

Publicado no jornal *Zero Hora* em 21/02/2012

7

CURA PELO TOQUE DO REI

Do século 11 até o início do século 19, um rito de cura era realizado pelos reis da França e da Inglaterra. Eles eram considerados como tendo um poder divino, hereditário, de curar com as próprias mãos a escrófula, uma linfadenite tuberculosa que afeta principalmente os nódulos linfáticos cervicais. O rito acontecia regularmente com grupos de pacientes que se preparavam para essa cerimônia. A crença nesse poder milagroso baseava-se no fato de os reis terem sido ungidos e coroados em cerimônia religiosa, adquirindo assim uma natureza sacerdotal. Talvez seja umas das *fake news* mais duradouras da história.

Ainda que durem menos tempo, a quantidade de promessas e encantos que proliferam em redes sociais é avassaladora na pandemia do coronavírus. Quando o esforço deveria ser por uma batalha lado a lado, contra a doença, gasta-se energia na guerra da contrainformação. Desnudou-se fanatismo de todos os lados.

Cabe, portanto, responsabilidade e maturidade para entender o que ocorre. O método científico não é uma bandeira ideológica, mas uma técnica consistente de testar hipóteses e chegar em verdades. Avanços médicos, mesmo com necessidade de celeridade, devem ser cuidadosos e reproduzíveis. Soluções muito simplificadas e temperadas por teorias conspiratórias devem ser vistas com muito cuidado.

Ao mesmo tempo, deve haver sensibilidade para calibrar o entendimento de riscos reais, para não trocar uma doença por outra. Atrasar revisões médicas e não sair de casa nem para doar sangue não protege, nem as pessoas e nem o sistema de saúde!

Mas temos boas notícias. A humanidade tem se esforçado para buscar respostas de forma inédita. A investigação de dezenas de remédios e vacinas está em franco progresso. Enquanto isso, continua sendo importante lavar as mãos. Só que não existe solução simples, como uma cura pelo toque do rei.

A propósito, as pessoas ficavam curadas, o que alimentava as suas crenças, porque lavavam suas chagas para que o rei as tocasse. Não era o rei... eram a água e o sabão.

Publicado no portal Vivendo de Verdade em 13/8/2020

8

O ANÃO DE RAPHAEL POULAIN

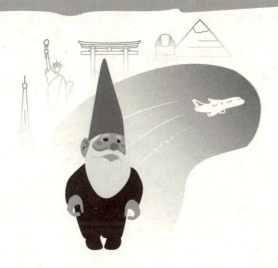

O *Fabuloso Destino de Amélie Poulain* é um belíssimo filme francês de 2001. A jovem Amélie cresceu reclusa porque o seu pai, médico, Raphael Poulain, achava que ela possuía uma anomalia cardíaca, já que seu coração batia muito rápido durante os exames mensais que ele fazia na menina. Ela cresce, se muda e encontra no seu novo apartamento uma caixinha com lembranças de infância do antigo morador. Decide procurá-lo e entregar-lhe o pertence de modo anônimo, o que a desperta para a necessidade de ajudar as pessoas a acharem o sentido da vida. Um dos vários aspectos interessantes do filme é o papel da estátua de um anão do jardim do seu pai. Condicionado a viver imóvel naquela casa, sob os cuidados de um homem conformado com a rotina, passa a ser um instrumento de inspiração para o seu dono, quando ele começa a receber fotos da estátua em lugares históricos do mundo. Esse curioso fato provoca no pai de Amélie a necessidade de uma retrospectiva e de mudanças.

O fim do ano talvez seja o maior convite para fazer nossas retrospectivas, para refletir e aprender com o passado, inspecionar o momento e programar o futuro. Deve ser inspiração e empurrão para sair da zona de conforto, conhecendo novos ares e novas possibilidades.

É o momento de aumentar o compromisso com a própria saúde, começar aquele curso, tentar novos trabalhos ou – quem sabe – colocar em prática velhos sonhos. Enfim, sair daquele ambiente cimentado, fadado a ver o tempo passar, e tentar ser inspirador, como até o anão de Raphael Poulain fez. Aonde cada um vai na vida dependerá de como se vê, de suas prioridades e de com quem e com o que se sente conectado (sua família, sua comunidade, seu país, toda humanidade). Temos que decidir até que ponto colocamos os nossos interesses acima dos outros e da coletividade. Criar um ambiente saudável por meio da educação, da inovação e da civilidade é a chave para essa prosperidade.

Por mais clichê que pareça, nunca é tarde demais para mudanças, por mais complexas que sejam, a começar pela reflexão sobre como nos comportamos com as coisas que são mais importantes para nós, como nosso trabalho e as pessoas com quem nos relacionamos. Mais um detalhe sobre o filme: na verdade, Amélie ficava nervosa com o raro contato físico com o pai. Por isso, e somente por isso, o seu coração batia mais rápido do que o normal.

Publicado no jornal *Zero Hora* em 28/12/2022

9

A ÚLTIMA PALESTRA

Recentemente, ganhei de um paciente um belo livro chamado *The Last Lecture* (no Brasil, *A Lição Final*), escrito por um jovem professor de ciências da Carnegie Mellon University chamado Randy Pausch. O livro, com várias passagens interessantes e engraçadas, é uma narrativa comovente do próprio autor, portador de um câncer avançado. Com um desfecho esperado, o livro ilustra os sonhos de uma pessoa com uma doença que pode ser devastadora, se não estivermos atentos e preparados.

O dia 4 de fevereiro é o Dia Mundial do Câncer, promovido pela Sociedade Americana de Câncer com a meta de unir a população em vários países em iniciativas contra a doença. O objetivo prático é sensibilizar indivíduos, entidades e governos a efetivamente promoverem ações para aumentar a informação e a educação, arrecadar fundos e modificar condições para que se salvem vidas.

Anualmente, quase 9 milhões de pessoas morrem de câncer no mundo inteiro, e a adoção de medidas individuais simples, como fazer atividade física, adotar alimentação rica em fibras, reduzir o consumo de álcool, não fumar e não se expor excessivamente ao sol, pode evitar 40% das mortes precoces pelo câncer. Até 2030, o câncer será a principal causa de morte em todo o mundo, ultrapassando as doenças cardiovasculares.

A narrativa de Pausch, como ele bem define no início do livro, não descreve somente as dificuldades e agruras de um paciente com câncer avançado, mas conta uma bela história de vida, de uma pessoa que tem pais, esposa, filhos, colegas e carreira. O objetivo é deixar um legado para as próximas gerações. Ele consegue, principalmente, tocar no coração de cada leitor e lembrar que temos que cuidar de nossa vida com responsabilidade.

Com muita sensibilidade, ele mostra que o câncer está muito próximo de nós e que temos, portanto, compromisso, conosco e com as pessoas que nos são importantes, de mudar esse cenário.

Publicado no jornal *Zero Hora* em 01/01/2018

10

MAIS TEMPO

O que você faria se tivesse mais tempo? A maioria das pessoas diria que passaria mais tempo com a família e os amigos, viajaria ou ajudaria alguém. A pergunta convida para reflexões ainda muito complexas.

Em primeiro lugar, sobre prioridades que cada um estabelece. O ritmo estonteante da rotina torna as metas desfocadas, de forma que somente fazemos reengenharia de fluxos diários quando nos deparamos com ameaças ou mudanças, quando o mais sensato é definir o que fazer com o tempo muito antes de vê-lo se esgotando. Adotar rotinas saudáveis, como atividade física regular, alimentação correta, evitar cigarro e excesso de álcool e visitar profissionais de saúde, mesmo sem ter sintomas, são medidas que qualificam o nosso tempo. Adotar esses hábitos após a doença instalada é muito menos efetivo.

Outro aspecto, ainda mais complexo, é como definir o valor deste tempo. A questão da troca de tarefas pelo tempo, ou seja, quanto investir para colher mais tempo com qualidade, é difícil de responder. Em saúde coletiva, na qual se procura escolher o melhor uso para um recurso finito, o debate é global. Uma campanha da Oncoguia, Femama e Roche chama a atenção para o câncer de mama (www.pormaistempo.com.br). Medicamentos novos oferecem ganhos prognósticos – até recentemente inéditos – em pacientes com doença avançada. São, entretanto, drogas de alto custo e não disponíveis no sistema público de saúde. Se o recurso fosse irrestrito, seria simples: bastava incorporar. Como toda decisão de alocação em saúde acaba preterindo outras demandas, cabe definir as prioridades, com responsabilidade orçamentária.

Neste cenário de questões éticas e gerenciais, a sociedade deve ser ilustrada e participar das decisões. Não existe solução sem diálogo. Enquanto isso, cada um pode – e deve – se perguntar se está usando bem seu tempo e o que gostaria que toda sociedade definisse como prioridade.

Publicado no jornal *Zero Hora* em 08/7/2015

11

TEMPO QUE VOA

Apesar de o tempo, tecnicamente, estar passando da mesma forma que sempre passou, a percepção de que o mundo anda mais rápido é universal. Já se foi o ano outra vez! A sensação de que nunca temos tempo é sistêmica e crônica. Parte é pelo ritmo intenso que a atualidade nos apresenta. Quem nasceu há menos de 30 anos não deve saber o que é fazer fila no telefone público no litoral para ligar para casa, em horário pré-combinado.

A geração atual sequer usa o telefone para falar. Mensagens digitadas têm agilidade e resolubilidade que se entende como suficiente. Outra explicação para essa sensação, muito mais técnica, é que existem mudanças estruturais no cérebro e nos neurotransmissores que geram uma leitura diferente da "psicologia do tempo". Grande parte da literatura técnica, inclusive, simplesmente recomenda que se aceite o fenômeno.

O tempo também depende da perspectiva pela qual o olhamos: para frente ou para trás. Quando se pergunta sobre um ponto positivo no futuro, como, por exemplo, as férias, a resposta mais provável é "parece que nunca chegam". Por outro lado, o fim de semana passado "voou".

Uma forma, portanto, de fazer render o tempo, é gerar alvos positivos para nosso futuro, que já é incerto por natureza. O poeta Ariano Suassuna tem uma colocação pertinente: o otimista é um tolo, o pessimista, um chato. Bom mesmo é ser um realista esperançoso. Podemos, muito bem, usar uma perspectiva esperançosa. Ficar contemplando o envelhecimento como algo inevitavelmente negativo potencializa e acelera a perda de vitalidade. A medicina, que é somente uma ciência de probabilidades, pode até nos dar expectativa de evolução da saúde e da doença, mas seria muita pretensão imaginar que ela tenha um algoritmo absoluto para cada condição.

Não temos certeza, então, de como será a nossa capacidade de acompanhar o mundo no fim do dia. Uma das poucas certezas é que não sabemos realmente como vai ser o futuro. O que podemos fazer é estabelecer metas e agendas positivas, para que a vida não passe tão rápido e possamos aproveitar cada momento que temos.

Publicado no jornal *Zero Hora* em 30/11/2017

12

EMPATIA E ALTRUÍSMO

A humanidade está em convulsão. Para prosperar nestes tempos tumultuados, as velhas mentalidades e abordagens já não funcionam. Para os problemas mais complicados sempre surgem soluções simplificadas e insuficientes. Alterações climáticas? "Basta" adotar energia limpa. Guerra? "Alguém" tem que impor a paz. Os seres humanos tendem a procurar soluções para problemas como estes – tanto macro como micro – por meio de uma perspectiva externa de curto prazo que não obriga a participação individual. Mas o fim de ano sempre é um período que convida a efetivar ações para o futuro. É fato que as resoluções pessoais têm, tradicionalmente, uma baixa taxa de sucesso. Parar de fumar, perder peso ou passar mais tempo com nossas pessoas favoritas... todas focam na recompensa, mas não avaliam bem os caminhos. Uma forma de melhorar a chance de transformação é exercitar a empatia e altruísmo – especialmente transgeracional – para tomarmos decisões que nos impactem para melhor, tanto hoje como nas gerações vindouras. Por exemplo, aumentar atividade física e ter alimentação mais saudável ajuda tanto a nossa saúde como a da coletividade, já que reduz a sobrecarga de sistemas de saúde caros e insuficientes. E é difícil se sensibilizar pelas pessoas do futuro. Já somos ruins o suficiente em sentir por nosso próprio futuro. Em um episódio do bem-sucedido seriado *Os Simpsons* o personagem principal larga uma pérola, que tem um significado desconfortável: "Esse é um problema para o Homer do futuro. Eu não o invejo!". Olhar para gerações futuras proporciona o choque emocional positivo necessário para transcender o nosso impulso de curto prazo de tomar o caminho mais fácil – como escolher o carro ao invés de investir no transporte de massa, como jogar o lixo no caminho que deixamos para trás. A melhor maneira de criar mudanças positivas e de longo prazo é pelo cálculo desapaixonado do maior bem que alguém pode gerar com suas ações. Para criar um futuro melhor em que todos – inclusive nossas pessoas favoritas – possam florescer, precisamos encontrar formas de envolver e encorajar essa visão. Os nossos sentimentos e ações não são apenas parte do nosso bem-estar moral, social e pessoal, mas ferramentas vitais para resolver desafios complexos que enfrentamos individualmente, organizacionalmente e como espécie.

Publicado no jornal *Zero Hora* em 04/01/2024

13

COMPAIXÃO FAZ BEM À SAÚDE

Uma polêmica recente na saúde é a regulamentação da telemedicina. Os defensores afirmam que se trata de recurso já amplamente usado na assistência médica atual, como, por exemplo, na troca de mensagens e no compartilhamento de fotos via celular para o pedido de opinião. Os opositores entendem que os atendimentos de saúde mediados pela tecnologia promovem a quebra da relação pessoal entre médicos e pacientes e prejudicam moradores de municípios distantes – que correm o risco de passar a vida sem ver um profissional de carne e osso. Os argumentos são consistentes de ambos os lados e é consenso que são necessárias adaptações.

Inicialmente, deve-se reconhecer que a telemedicina é parte da realidade. Se não olharmos para as soluções digitais na saúde, não olharemos para todas as soluções. No livro *The Revolutionary Scientific Evidence that Caring Makes a Difference* (em tradução livre algo como "a revolucionária evidência científica de que cuidar faz a diferença"), os médicos Stephen Trzeciak e Anthony Mazzarelli trazem um conjunto robusto de dados científicos que mostram que a compaixão modifica desfechos.

Empatia é a capacidade de o indivíduo sentir e compreender a emoção de outras pessoas. A compaixão envolve fazer algo mais, envolve ação. Conforme os autores, bastam 40 segundos de esforço em ouvir, confortar, demonstrar vontade de ajudar, que níveis de ansiedade são reduzidos. Vários desfechos foram estudados em centenas de publicações, desde controle de dor, diabetes, necessidade de hospitalização e, um dos mais interessantes, redução do estresse do próprio profissional de saúde.

Em resumo, usar o tempo para uma atividade simples e nobre beneficia a todos. Da mesma maneira que o progresso tecnológico é inexorável, os robôs não substituirão os médicos. Os cenários não são mutuamente excludentes. A tecnologia não só deve conviver com bom atendimento médico como também pode ajudar o profissional a focar naquilo que mais importa: cuidar bem de outro ser humano.

Publicado no jornal *Zero Hora* em 14/5/2019

14

ME FALE O QUE VOCÊ ESTÁ SENTINDO, DOUTOR!

Médicos devem ser objetivos, racionais, capazes de ouvir e captar pontos relevantes para decifrar diagnósticos. Devem também ser talentosos na comunicação, com empatia e carinho para contribuir na busca de soluções. A expectativa de contar com um profissional humano (convenhamos... é o mínimo) e bem treinado, entretanto, já não é o suficiente. Atualmente se espera, também, uma pessoa que seja disponível, com responsabilidade social e orçamentária.

A dicotomia reducionista de que o médico ou é um especialista atualizado e afastado das dificuldades do país, ou é um generalista sensível e engajado nos problemas sociais, é de uma simplicidade grosseira e cria personagens para uso político e partidário. A mão no ombro é, realmente, muitas vezes (ou até sempre) fundamental, mas não substitui as outras necessidades. Uma coisa não exclui a outra. O médico versão 2.0 precisa estar conectado com o paciente e com o mundo. Muitas pessoas, de todas as classes sociais, chegam ao consultório após consultar o dr. Google e cabe ao médico traduzir o que tem sentido naquela infinidade de informações digitais pouco críticas.

Agilidade na comunicação é outra prerrogativa fundamental. Telefones celulares, *e-mails* e redes sociais passaram a ser valiosos nesse sentido. Uma resposta rápida e eficiente pode salvar vidas, em uma guerra que não tem trégua.

No seu livro *What Doctors Feel* (traduzido para algo como "O que o médico sente"), Danielle Ofri disseca respostas emotivas ocultas dos médicos e como isso influencia os pacientes. Esse estresse da vida com jaleco – burocracias, estudos por horas, sobrecarga em plantões e enfrentamento de mortes e tristezas – gera desdobramentos pessoais, familiares e profissionais para o médico. As angústias de compartilhar as dificuldades imensas do sistema de saúde criam, muitas vezes, profissionais que adotam mecanismos de defesa rústicos e ineficientes e acabam se afastando do objetivo principal, que é entender o paciente e tentar ajudar com todas as ferramentas disponíveis.

Um olhar para esse lado emocional da medicina – incluindo medo, ansiedade, determinação, alegria – é fundamental. Todos esses sentimentos e a resposta emocional do profissional da saúde aos dramas de vida e morte têm profundo impacto no atendimento aos doentes. Pouco se debate sobre o sentimento desse operador de um sistema pesado e insuficiente. Pode funcionar melhor se houver alegria e orgulho no que se faz. É o único combustível que move o sistema, tão cheio de falhas.

Neste Dia do Médico, se algum profissional teve privilégio de entrar na sua história, mande um *e-mail*, torpedo, ou uma ligação mencionando isso. É renovando lembranças de que se pode ajudar alguém que se resgata o melhor que um médico pode ter e, de alguma forma, se consegue o melhor para os pacientes.

Publicado no jornal *Zero Hora* em 18/10/2023

15

LISTA DE BUCKET

Uma família acorda, toma café, arruma o carro para uma viagem de férias, confere se não esqueceram nada e toma a estrada. *Bang*! Um acidente, em que possivelmente não houve tempo para entender o que se passava, aniquila aquelas vidas. Imprudência? Imperícia? O outro motorista teve os mesmos cuidados ou descuidos? Um casal está sentado assistindo à novela e o filho adolescente vem se despedir, vai a uma festa. Algumas horas depois, uma ligação telefônica informa que houve um incêndio e algumas dezenas de vidas foram ceifadas.

O fato é que, em um momento, tudo muda. Uma grande lista de sonhos e projetos fica inacabada. Essas tragédias dilaceram o coração de quem pode, de alguma forma, se imaginar na situação dessas famílias.

Um dos pontos comuns a esses cenários é que é tudo muito rápido. Não deu tempo de se preparar ou se despedir. Em algumas raras situações, as pessoas conseguem antecipar sua finitude e programar seu legado. É o caso de Alice Pyne, que, aos 17 anos, sabendo ter um câncer terminal, montou um *blog* para registrar sua *bucket list*. A bem-humorada expressão *to kick the bucket* significa algo como "bater as botas", então *the bucket list* pode ser um roteiro para antes de bater as botas, ou uma lista de coisas a fazer antes de morrer. Foram mais de 4,8 milhões de acessos. O *blog* contém uma lista de pequenas coisas simples e prosaicas, como arrumar o cabelo e tirar uma foto com sua irmã, mas também tem *links* para *sites* importantes, como registro mundial de doadores de medula óssea e campanhas para coleta de fundos para caridade, que levantou mais de US$ 170 mil.

Infelizmente, a maioria de nossas listas somente é contemplada quando deparamos com uma interrupção compulsória e as energias são focadas no choque. Mesmo que se faça um grande esforço tentando fugir da tristeza de uma tragédia, estamos programados para a sobrevivência em meio a catástrofes. O ser humano pode ser extremamente forte, mesmo quando não podemos imaginar que seja possível. Um esforço enorme, possivelmente, é não se afastar do legado que as vidas interrompidas deixaram no que se refere a construir um mundo que não permita que os mesmos erros sejam cometidos.

Alice faleceu em janeiro. Um dos itens de sua lista é o desejo de que todos fizessem sua própria lista.

Publicado no jornal Zero Hora em 28/03/2013

16

EXPECTATIVA E DIÁLOGO

Em 1985, o escritor Jau Gould publicou um ensaio genial chamado "The Median Isn't the Message" (traduzido como "a mediana não é a mensagem" ou "a mediana não é o que importa"). Ele havia sido diagnosticado em com um câncer raro e letal chamado mesotelioma abdominal. Ele revisou os artigos que encontrou (hoje ele usaria o Google) e os dados eram brutalmente claros: a mediana de sobrevida era de poucos meses. A mediana – usada como parâmetro técnico nos estudos científicos – é o valor intermediário que separa a metade superior da metade inferior do conjunto de dados, excluindo o impacto de casos excepcionalmente para menos ou para mais. A curva completa, entretanto, tem casos espalhados não só no meio, mas em ambos os extremos. Foi aí que ele depositou esperança, se imaginando poder buscar a "cauda da curva". E ele conseguiu.

Após cirurgia e um tratamento considerado, na época, experimental, ele viveu quase 20 anos mais, vindo a falecer de causa não relacionada ao câncer. Esse caso merece várias reflexões. A primeira é, evidente, o direito a que todos temos de nos imaginar uma exceção quando as estatísticas são desfavoráveis. É justo, mas o sentimento deve ser regrado com responsabilidade e razão. Outro aspecto é a importância de entender a perspectiva das pessoas e oferecer informações que possam responder aos seus anseios. O tema se torna ainda mais significativo quando o acesso à informação – muitas vezes abundante e pouco crítico – pode gerar mais angústia e modificar expectativas. Da mesma forma, informações adequadas provaram melhorar decisões e prognósticos em vários estudos.

Profissionais que estão dispostos e disponíveis para entender as razões e aspirações das pessoas podem oferecer melhores resultados. Pessoas buscam sua chance de viver momentos: de estar na formatura do neto, no casamento da filha ou, simplesmente, passar mais um Natal com quem amam. São exemplos que vão desde evitar sedativos para dormir, solicitar ou não um exame, propor uma quimioterapia para câncer ou solucionar impasses por acesso orçamentário limitado. Nestes tempos em que soluções podem não caber nas expectativas, o diálogo é ainda um bom remédio.

Publicado no jornal *Correio do Povo* em 23/12/2016

17

VOCÊ JÁ SE PLANEJA PARA O ANO NOVO?

A percepção da passagem do tempo parece ter mudado muito ultimamente, apesar de o ano durar os mesmos 365 dias e quase seis horas que sempre durou. E 2013 está se concluindo, com 2014 logo ali na esquina. E você está pensando nas suas promessas para o próximo ano? Não tem muito sentido esperar janeiro para efetivamente realizar mudanças que parecem pertinentes, exceto pela percepção de recomeço e nova chance que a virada do ano nos dá. O Ano Novo é escolhido por muitos para iniciar uma nova fase da vida e definir atitudes positivas. Sonhos, ideias e planos não existem somente para buscar uma saída para as adversidades do dia a dia, mas servem para nos manter em movimento na direção dos objetivos. As listas mais populares incluem metas louváveis, como começar uma dieta ou atividades físicas regulares, parar de fumar e passar mais tempo com a família. Infelizmente, há uma estrondosa taxa de insucesso nestas resoluções: pesquisadores de

Stanford a estimam próximo de 90%, porque as pessoas querem resultados imediatos e mudanças significativas, mas não se planejam para implantar essas medidas.

Falta de planejamento, aliás, parece acompanhar o brasileiro em vários momentos. Dados recentes do Banco Mundial, por exemplo, apontam que o Sistema Único de Saúde (SUS) – duramente criticado, não pelo seu conceito, mas pela sua execução com falhas graves – tem problemas de gestão maiores do que a falta de recursos. Ambos existem, cabe lembrar, mas o estudo apontou vários pontos de escoamento de dinheiro decorrente da gestão falha: tempo de espera, compras mal planejadas e morosidade na execução. Outro exemplo é a recorrente falta de projetos urbanos. Em janeiro, todos os anos, temos notícias de chuvas em encostas e famílias soterradas e, todo ano, nos perguntamos por que não houve planejamento e estratégia para evitar a tragédia anunciada. O trânsito merece um capítulo. Não precisa ser brilhante para reconhecer que o investimento e planejamento urbano engatinha, enquanto o crescimento da frota de veículos bate recordes. Colapso e um "efeito parquê" (um "encaixe" que acaba impedindo deslocamento) nas ruas é uma questão de tempo e não mais um exercício teórico.

As primeiras semanas de janeiro possivelmente vão passar voando e, quando menos se espera, tudo estará como antes, salvo se houver planejamento precoce. Se não envolverem estratégia estudada e factível, as resoluções são simplesmente "desejos". E desejos dependem menos de cada um para que aconteçam, como se houvesse algum motivo externo que vencesse a passividade. E um feliz novo dia.

Publicado no jornal *Zero Hora* em 16/12/2023

18

VOLTAR AO QUE ERA ANTES

A perspectiva de que a vacinação vá nos permitir a retomada de uma vida mais próxima do normal convida a várias reflexões. Evidente que a imensa maioria das pessoas espera ansiosamente pela chance de encontrar amigos e familiares e poder compartilhar o sorriso, que anda escondido por máscaras, e dar o abraço, que ficou resumido a um toque arredio com cotovelos. Há quem espere que o tempo cicatrize as tristezas e as pessoas voltem ao mundo de antes, com suas rotinas e conformidades. Há quem creia que a pandemia foi uma forma de a natureza dar uma oportunidade de repensar distorções e erros com que estávamos acostumados.

Não há dúvida de que lições sobre bem-estar individual e coletivo ficarão. A questão é se usaremos essas lições para transformar várias contradições que pareciam normais. Uma das maiores inquietações coletivas, que foi amplificada em conteúdo e exposição, é a iniquidade. Um sistema público que tem energia e vocação de vacinar todo brasileiro dispõe de 13,6 leitos de UTI para cada 100 mil habitantes.

No setor privado, esse número sobe para 62,6. Enquanto o sistema público tem seu orçamento congelado, dificultando incorporação da maioria das novas tecnologias, o sistema privado é uma porta aberta para sua inclusão, nem sempre da forma crítica que deveria, levando ao risco de mensalidades que podem ser inviáveis para a maioria das pessoas.

Estudos clínicos, que se mostraram fundamentais para combate da pandemia, também sempre foram um desafio, ao ponto de o Brasil ficar de fora de vários protocolos de pesquisa globais, em diversas áreas. A boa notícia é que foi aprovado pela Comissão de Constituição e Justiça e Cidadania o projeto de lei 7.082/17, de autoria da ex-senadora Ana Amélia Lemos, que propõe agilidade nos registros de pesquisas clínicas no país. Vai ao plenário e será um avanço para pesquisadores e pacientes.

Enfim... o Brasil não precisa voltar ao que era antes. O "antes" não nos servia. Precisamos de um país onde os problemas que existiam há muito tempo sejam encarados com um plano realista e factível. Não podemos nos acomodar com desigualdade e remendos. Precisamos sair dessa situação maiores do que éramos.

Publicado no jornal *Zero Hora* em 18/8/2021

19

AQUELE DRAGÃO, O CÂNCER

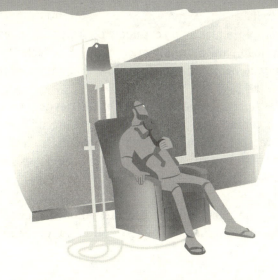

Sobre o câncer, textos com as palavras devastador, luta ou lágrimas ainda são recorrentes. Este ano, o tema do Dia Mundial do Câncer, 4 de fevereiro, é "Eu posso, nós podemos". A data é uma iniciativa singular em busca de ações que modifiquem esse cenário. O objetivo é evitar milhões de mortes por uma doença que pode ser prevenida e/ou detectada precocemente, com medidas individuais e institucionais.

Cada um pode – e deve – fazer a sua parte cultivando hábitos como não fumar, beber álcool sem excessos, praticar atividade física, ter uma dieta saudável, evitar o sol em horários impróprios e fazer visitas de rotina ao médico, mesmo sem sintomas ou histórico familiar. As instituições públicas e privadas, da mesma forma, devem fomentar educação e criar ambiente adequado para que as pessoas tomem atitudes práticas.

É uma demanda mundial para que se criem soluções ágeis, com políticas de saúde sensíveis a esta epidemia global, de forma a tentar reduzir o enorme consumo de recursos, humanos e financeiros, que só vem crescendo. O tema de 2016 é um convite para mostrar que podemos, de forma simples e criativa, contribuir com essa meta.

Um exemplo genial foi do casal Ray e Amy Green, que desenvolveu um jogo para computadores chamado "Aquele Dragão, o Câncer", em homenagem a seu filho, Joel, diagnosticado com um tumor cerebral.

O jogo explora desde pequenas batalhas diárias de quem enfrenta a doença, como conseguir brincar no parque, até momentos densos, como receber uma má notícia do seu médico. E a recompensa de ganhar um sorriso do paciente vale mais do que simples pontos.

Uma das qualidades do jogo é mostrar que sempre temos que seguir em frente. Joel Green faleceu durante o projeto. O jogo será lançado este ano, mostrando que o ser humano é capaz de encontrar luz e coragem nos momentos que parecerem ser os mais escuros e com mais incertezas.

A necessidade de participação de cada um e de todos, entretanto, é uma das certezas que podemos ter para tentar reescrever essas histórias.

Publicado no jornal *Zero Hora* em 04/02/2016

20

CIÊNCIA E EDUCAÇÃO CONTRA O CÂNCER

Durante a palestra do médico oncologista e escritor Siddhartha Mukherjee, no Fronteiras do Pensamento, uma pergunta que veio pelos meios digitais merece reflexão. Dois pacientes com câncer perguntaram o que eles podiam fazer para contribuir para avançarmos todos na direção de melhores resultados. Esse tipo de pergunta renova a esperança no sucesso dessa luta contra a doença. Pessoas que vivem as dificuldades impostas pelo câncer ainda assim estão dispostas a colaborar com a coletividade. Nós precisamos da ciência, assim como a ciência precisa de cada um de nós. A resposta foi clara e objetiva: inclusão em protocolos de investigação científica.

Pacientes voluntariamente entram em estudos para receber o tratamento padrão ou receber o tratamento padrão acrescido de medicamentos novos, sem custo para o paciente ou para o sistema de saúde. Cabe, então, outra reflexão importante. A estimativa é que o país participe em menos de 2% dos estudos clínicos globais em câncer. Atualmente, pouco mais de 200 estudos clínicos estão abertos para recrutamento no Brasil. Nos Estados Unidos são mais de 6.300. Um dos motivos é o atraso nos trâmites que o país impõe para aprovação dos estudos. A cultura de inclusão de pacientes em protocolos é ainda distante da rotina.

Essa visão científica deve começar cedo. Em países desenvolvidos, já na escola, as crianças são estimuladas a trabalhar com métodos científicos. Aprendem a fazer experimentos metodologicamente corretos e identificar o que é ciência bem conduzida. Uma mostra científica escolar não pode se resumir, quando muito, a uma pesquisa na internet. Termos que parecem técnicos como "randomização" e "vieses metodológicos" não podem soar tão distantes dos professores e estudantes. Esses conceitos podem contribuir, inclusive, para que se aprenda a separar, nesses tempos de *fake news*, o que é efetivamente fato e o que é somente opinião. Precisamos fazer perguntas e, de forma correta, elaborar maneiras que conduzam a conclusões consistentes e, ainda, gerem novos questionamentos.

Uma agenda que envolva educação adequada e desburocratização da pesquisa científica pode ajudar a enfrentar a dura realidade epidemiológica que atinge tantas pessoas. Precisamos desafiar limites, sermos disruptivos e apresentarmos novas propostas para corrigir o rumo de um país que, assim como precisamos dele, também precisa muito de nós.

Publicado no jornal *Zero Hora* de 11/09/2018

21

FUGA DE TALENTOS

Estamos vivendo uma escassez de lideranças que representem o brasileiro de bem e conduzam o país corretamente. Se estamos procurando lideranças já é um mau sinal. Lideranças, por definição, se destacam por conta própria e assumem seu papel sem precisarmos garimpá-las. Criou-se um ambiente de incertezas e desânimo, que trouxe um efeito de proporção inédita: uma enorme evasão – ou fuga – de brasileiros para o exterior.

De acordo com a Receita Federal, cerca de 18,5 mil brasileiros deixaram o país em definitivo em 2016, mais do que o dobro de 2011. E, diferentemente do que ocorria no passado, eles têm vida estável e carreira consolidada e estão abrindo mão em troca de uma expectativa melhor para si e suas famílias. São pessoas em busca de melhor qualidade de vida e mais chance de sobreviver aos constantes riscos que vivemos.

São talentos que o país perde em decorrência de uma crise séria, com desinvestimentos que levam universidades a reduzir seu corpo docente, empresas a limitar aprimoramento de seus colaboradores e corporações públicas e privadas a assinalar que não visualizam qualquer crescimento a curto e médio prazos. Associado a isso, temos uma geração que quer resultados rápidos, que o mundo se adapte a suas necessidades e olha para qualidade de vida com convicção e prioridade.

São jovens cuja nacionalidade é digital, muito familiarizados com a internet, compartilhamento de arquivos e telefones móveis, que só conhecem máquinas de escrever por fotografias e perguntam por que pedimos para "discar" um número de telefone. Esses brasileiros, nascidos do final da década de 1990 em diante, não têm motivo para ver fronteiras. Nasceram em um mundo sem limites. É evidente que um elemento-chave para o sucesso é reter essas pessoas qualificadas e com energia para transformar. Não há dúvida, da mesma forma, que isso requer estímulo e estratégia, que deveria estar na pauta de qualquer governante que pensa no bem do país.

Ficar esperando que essa geração seja motivada somente pelo "desafio" pode ser um erro. Em um país dividido, em que grupos com suas convicções trocam acusações e vários aproveitadores assumem papel de liderança, temos os ingredientes para ver uma próxima geração de pessoas inteligentes e honestas simplesmente procurando outro ambiente para fazer aquilo que todos buscamos: viver mais e melhor.

Publicado no portal GZH em 26/07/2017

22

MEDICINA NÃO É UM EMPREGO, É UM PRIVILÉGIO

Durante muito tempo, a imagem que melhor ilustrou a profissão médica foi a de uma obra de Samuel Luke Fildes, a pintura *The Doctor*, de 1891. O compenetrado profissional, com a mão no queixo, está sentado ao lado de uma criança doente, deitada em uma cama improvisada. Considerando que a primeira anestesia foi em 1846 e a penicilina, descoberta em 1928, é justo imaginar que a profissão modificava muito pouco a evolução natural das doenças.

Já se sabia, entretanto, da importância de cuidar não só da doença (se ganha ou se perde) mas do paciente (sempre se ganha), parafraseando Patch Adams, famoso por sua metodologia no tratamento de enfermos e pelo filme de 1998, com Robin Willians. Durante o curso de medicina, Adams tornou-se conhecido pela conduta proeminentemente feliz e apaixonada pelos pacientes.

Convencido da conexão entre o ambiente e o bem-estar, acreditava que a saúde de um indivíduo não pode ser separada da saúde da família, da comunidade e do mundo. Hoje temos mais ferramentas, sofisticadas e efetivas. Há um crescimento exponencial do conhecimento técnico. Diagnósticos são rápidos e precisos. Doenças antes incuráveis já são curadas ou cronificadas. A expectativa média de vida mudou, seja por contribuições na saúde individual ou coletiva.

Desde a pintura de Fildes, passando por Patch Adams, até terapias imunológicas de última geração, a maioria dos avanços foi porque o médico estava lá. Estava ao lado do paciente. O médico deve ser o acúmulo dessas habilidades e conhecimento.

Deixo, então, minha mensagem, principalmente para os jovens colegas e aspirantes a profissão: curar quando possível, mas ajudar sempre; a hora do atendimento é preciosa para o paciente e deve se honrar isso; médicos que só trabalham pelo dinheiro geralmente não são bons; quando más notícias não te afetam é porque algo se perdeu; e, um resumo de tudo, medicina não é um emprego, é um privilégio. E um feliz Dia do Médico.

Publicado no portal GZH em 17/10/2019

23

O QUE FAZ UM MÉDICO IDEAL?

No mês em que celebramos o Dia do Médico, vale uma reflexão sobre essa pergunta que, nós médicos, já fizemos em vários momentos. Não importa se é logo no início da profissão, já com uma carreira consolidada, em alguma encruzilhada profissional ou até quando se já está desacelerando. Eventualmente, nos perguntamos mais de uma vez por dia. Perguntamos para os outros também.

E as respostas são consistentemente muito parecidas. Todos nós queremos médicos que:

- respeitem as pessoas, saudáveis ou doentes, independentemente de quem sejam ou no que acreditem;
- apoiem os pacientes e suas famílias, quando e onde for necessário;
- tratem doenças, mas também promovam a saúde;
- usem a comunicação para apoiar as pessoas com a melhor informação disponível, respeitando seus valores e suas preferências individuais;
- façam perguntas certas, deixem as pessoas falar e ouçam com atenção;
- deem conselhos imparciais, orientem as pessoas a participar das decisões relacionadas à sua saúde e as ajudem, qualquer que seja a situação;
- utilizem a evidência científica de forma crítica, como uma ferramenta diária e um balizador transparente;
- aceitem os desfechos inevitáveis como parte importante da vida e ajudem as pessoas a tomar as melhores providências possíveis;
- trabalhem cooperativamente com outros membros da equipe de saúde;
- sejam mentores de outros profissionais de saúde e estejam prontos para aprender com os outros, independentemente de sua idade, função ou seu *status*;
- olhem para o individual, mas tenham um compromisso com a saúde coletiva;
- por último, queremos que os médicos também tenham uma vida equilibrada e cuidem de si próprios e das suas famílias. Que possam ser felizes e saudáveis, atenciosos e competentes, e bons companheiros de viagem para as pessoas nessa jornada fantástica que é a vida.

Devemos usar nossas melhores habilidades e esforços para sermos bons médicos para nossos pacientes e para nós mesmos. É uma responsabilidade incrível.

Publicado no portal Setor Saúde em 27/10/2023

CORPO

24

METAS E PRIORIDADES

O início do ano é frequentemente eleito para definir promessas de atitudes positivas, em um momento tradicional de recomeço. O ritual de renovar sonhos e projetos não existe somente para buscar uma saída para as adversidades do dia a dia, mas para nos manter na direção dos objetivos. Pesquisas mostram que saúde e bem-estar estão no topo da lista de resoluções que costumam ser louváveis, como perder peso, estabelecer rotina de atividade física, parar de fumar ou passar mais tempo com quem nos faz bem. Ganhar mais dinheiro raramente está na lista. As pessoas, portanto, valorizam mais estar de "bem com a vida do que estar bem de vida". O fato, entretanto, é que as promessas fracassam em proporção muito elevada.

As pessoas querem mudanças, mas não se planejam para implantar essas medidas. Vencer a passividade e estudar planos factíveis são passos básicos. Estabelecer metas e definir planejamento a curto, médio e longo prazos são fundamentais. Cabe mencionar, inclusive, que isso não serve só para a vida pessoal e profissional, mas para políticas públicas de um povo que precisa muito de renovação.

As pessoas estão cansadas de lideranças que se dizem preparadas e, no dia seguinte, se anunciam alarmadas com a realidade. Então, vamos deixar claro: a realidade é, sim, mais dura e complexa do que se imagina, na maioria das vezes. As primeiras semanas de janeiro passam voando e, quando menos se espera, tudo está de volta ao que era antes. E os mesmos erros são repetidos, se não houver planejamento. Sem um projeto, resoluções são simplesmente desejos.

Sugestão para o novo ano: em vez de dizer "não tenho tempo" ou "não tenho recursos", troque para "não é minha prioridade". Quando tiver que completar uma tarefa, cuidar da saúde ou mudar sua rotina, a honestidade dessa frase pode contribuir para definir o que é realmente importante na vida. Que seja um ano melhor para todos e que escolham sabiamente suas prioridades!

Publicado no jornal *Zero Hora* em 04/01/2017

25

PÉ NO CHÃO

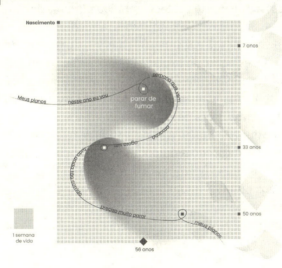

Parar de fumar, perder peso, fazer mais exercícios. Talvez essas promessas soem familiares. Improvável que as pessoas não tenham clareza de que hábitos saudáveis aumentem a chance de uma vida longa e de qualidade. Então, por que a maioria das promessas de Ano-Novo não chega ao Carnaval?

Criar hábitos demanda tempo, energia e recursos. E, como se não bastasse, os resultados não costumam aparecer do dia para a noite. Mas o apetite pela automelhoria mágica não está minguando. Receitas simplistas para qualquer condição de saúde são populares como nunca. A intenção é louvável, mas a maioria das pessoas tenta soluções irrealistas e sem orientação adequada. De fato, objetivos grandiosos demais vêm com o conhecimento de que não conseguimos mantê-los e criam uma justificativa para abandoná-los e esquecê-los. Não que objetivos corajosos e complexos não sejam pertinentes.

A melhor estratégia, entretanto, é construir um projeto consistente. Quer correr uma maratona? Coloque, literalmente, o pé no chão. Caminhar com passo firme reduz risco de doenças cardiovasculares, musculoesqueléticas e câncer. É possível reduzir em até 30% o risco de morte precoce com 150 minutos de caminhada por semana. Se fosse um comprimido, ia vender muito.

Quer perder peso? Algum esforço em reduzir carboidratos é inevitável. Quer parar de fumar? Peça orientação profissional e não se dê a desculpa de que é uma pessoa "muito nervosa". Existem formas de controlar estresse sem precisar consumir uma substância que aumenta problemas de saúde!

Evidente que não é fácil. As estatísticas de fracasso confirmam isso. Esses anos de doenças dominando as manchetes mostraram, entretanto, que não podemos adiar planos e sonhos. É justo nos concedermos prêmios quando atingimos parte das metas. Essas medalhas ficam ainda mais saborosas quando compartilhadas com nossas famílias e amigos, inspirando as pessoas ao nosso redor. Façamos um ano melhor e inspirador para todos!

Publicado no jornal *Zero Hora* em 15/12/2021

26

ENVELHECENDO

As redes sociais estão fervilhando com aplicativos que "envelhecem" as pessoas. Simular a aparência para quando se atingirem idades provectas é uma brincadeira divertida, mas envelhecer no mundo real é um assunto sério. Uma das maiores conquistas da humanidade foi o aumento da expectativa de vida, acompanhada por uma melhoria substancial nos parâmetros de saúde das populações, embora essas conquistas estejam longe de serem distribuídas uniformemente. Atingir a velhice, que já foi privilégio de poucos, hoje se tornou mais comum.

Segundo dados do Instituto Brasileiro de Geografia e Estatística (IBGE), o percentual de pessoas com mais de 65 anos, que é de 7% em 2019, atingirá 15% em 2034, superando a barreira dos 20% em 2046. Em 2060, um em cada quatro brasileiros será idoso. Essa grande conquista do século 20, no entanto, tornou-se um desafio. Entre as consequências do envelhecimento, além dos inevitáveis aumentos nos gastos com saúde e previdência, o IBGE destaca o maior percentual de pessoas dependentes. Projeções estimam que o número de pessoas atendidas por não familiares (cuidadores) dobrará até 2020 e será cinco vezes maior em 2040, comparado com 2010. A taxa de fecundidade também deve continuar caindo. Atualmente, são 1,77 criança para cada mulher, e deve cair para 1,66, em 2060. As políticas públicas não podem se concentrar apenas nos idosos, uma vez que é impossível manter uma boa qualidade de vida para eles sem grandes investimentos em crianças, jovens e adultos em idade de trabalhar, que irão, de alguma forma, sustentá-los.

O investimento em saúde, educação e "pleno emprego e trabalho decente" é essencial para garantir a solidariedade intergeracional, para que o aumento da expectativa de vida possa ser positivo, tanto social quanto economicamente.

Publicado no jornal *Zero Hora* em 22/7/2019

27

ANAMNESE COMPLETA

A anamnese é a entrevista realizada pelo médico com o seu paciente durante o atendimento. Nela são realizadas perguntas para buscar o diagnóstico e encaminhar uma solução para a demanda de saúde. Contém perguntas que vão, frequentemente, da cabeça aos pés.

Curiosamente, uma questão de extrema importância para qualquer conduta e muito pouco abordada nesse momento diz respeito à capacidade da pessoa comprar seus remédios! Médicos e pacientes muito frequentemente parecem se esquivar dessa questão, embora seja legítimo imaginar que, com a inflação corroendo o bolso da população, comprar remédios é mais um desafio para qualquer orçamento.

De acordo com a Organização Mundial de Saúde, apenas metade dos pacientes com doenças crônicas faz o tratamento de forma correta pela dificuldade de acesso! E não é somente uma questão de reajuste de preços. A inflação médica, pela incorporação de novas tecnologias, é ainda maior. Alguns novos remédios usados no manejo do câncer chegam a custar em torno de R$ 50 mil por mês. Esses medicamentos não estão contemplados no que o SUS é capaz de fornecer. Mesmo para quem tem plano de saúde, trazem repercussão, uma vez que invariavelmente puxam as mensalidades para cima.

Esse fenômeno deve ser encarado como "toxicidade financeira". É um efeito colateral a ser considerado e contornado sempre que possível. O profissional de saúde deve incluir, portanto, em sua anamnese, a seguinte questão: o custo do remédio pode atrapalhar sua adesão ao tratamento? Da mesma forma, nenhum paciente precisa se sentir constrangido de perguntar: quais os impactos reais que essa intervenção pode ter na minha condição médica? Existem opções equivalentes com custo menor?

Essa relação médico-paciente mais transparente e pragmática torna o atendimento mais resolutivo. O conceito de que "o médico manda e o paciente obedece" deve ser atualizado para "o médico ilustra e ajuda o paciente a tomar a decisão".

Essa abordagem sistêmica é fundamental para traduzir os avanços médicos em reais impactos na saúde das pessoas. Não é somente para escolhermos caminhos viáveis, mas para que se alerte para a necessidade de reformular um sistema de saúde que tem se calado para aspectos básicos de entrega. A anamnese, para ser completa, deve considerar que a saúde pode ser um labirinto, que precisa de soluções imediatas e complexas.

Publicado no jornal *Zero Hora* em 16/8/2022

28

A MEDICINA QUE NÃO EXISTE

Pesquisas realizadas nos últimos anos revolucionaram o conhecimento sobre o câncer. Graças a isso, compreendeu-se que essa doença é muito heterogênea e avançou-se na definição das características moleculares que a diferenciam. Ou seja, o câncer não é uma doença só, mesmo com características comuns; são centenas e centenas de doenças diferentes.

Com base nesses achados, foi possível avançar no que se chama de "medicina de precisão", ou medicina com tratamentos direcionados a alvos moleculares específicos. Mas, embora muitos desses tratamentos tenham sido testados e aprovados, ainda não são aplicados na prática clínica diária. Está-se criando uma lacuna significativa no acesso a esses medicamentos de precisão.

No sistema público, ancorado por um modelo de pagamento fixo que independe do que se usa, ou no sistema privado, também sufocado pela incapacidade de viabilizar cálculos de mensalidades acessíveis ao consumidor, qualquer incorporação de tecnologia de alto custo é uma jornada improvável. Não se consegue efetivamente prescrever alguns tratamentos para a maioria das pessoas que dele podem se beneficiar, pela inviabilidade de acesso. Surgem, então, inusitadas terapias que, apesar de consistentes, no mundo real não existem!

Em artigo que publicamos recentemente na revista *Nature*, reunindo médicos e cientistas especialistas em câncer de vários países, foram apresentadas e discutidas as desigualdades entre o desenvolvimento de novos tratamentos e sua aplicação real aos pacientes.

Muitos desses novos medicamentos têm aprovação regulatória e estão disponíveis comercialmente. Direcionados, no entanto, a grupos muito específicos de pacientes, dependendo do perfil molecular do tumor, os custos podem ultrapassar R$ 50 mil por mês!

Esse impasse é global, atingindo mesmo países ricos e com orçamento relevante alocado para inovações. Da mesma forma que o dinheiro não pode ser impeditivo para que pacientes recebam seu tratamento, o mundo real cria a necessidade de termos uma agenda que consiga libertar recursos mal-usados para poder investir nesses avanços.

É necessária uma mudança no modelo assistencial que torne o paciente verdadeiramente o centro do cuidado. Precisamos de uma reengenharia científica, desde o financiamento da pesquisa, com a relação comercial transparente e equilibrada entre investidores e indústrias da saúde, um modelo regulatório responsável e uma formação profissional adequada aos novos tempos. Precisamos que os dados científicos trafeguem com mais facilidade, para aproveitamento ágil de toda experiência dos diferentes atores do sistema de saúde, como entidades reguladoras ou órgãos financiadores, para reduzir as discrepâncias entre as recomendações das diretrizes da prática clínica e o acesso real a uma tecnologia ou medicamento. Essa lacuna gera frustração nos pacientes e nos médicos, quando veem que a intervenção preconizada não está realmente disponível.

A publicação destaca, ainda, a importância de ajudar os pacientes a aprender a relevância dessas áreas para capacitá-los a exigir mudanças e a disponibilização dessas novas tecnologias para poder decidir sobre seus próprios dados. Com todas essas ações, o esforço realizado na pesquisa pode se traduzir na prática clínica real de forma mais efetiva e precoce, o que resulta na melhora dos resultados dos pacientes com câncer.

Publicado no jornal *Zero Hora* em 07/5/2022

29

A PANDEMIA INVISÍVEL

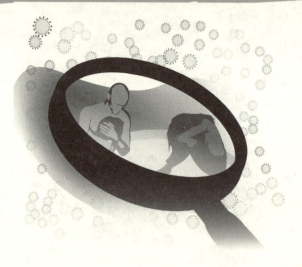

A pandemia de covid-19 foi dramática na saúde global. Embora o foco tenha sido a mortalidade direta da doença, há repercussão indireta sobre outras condições de saúde, como doenças cardiovasculares, psiquiátricas e oncológicas, que acabam, de alguma forma, comprometendo a coletividade. Após a primeira onda de hospitalizações e mortalidade de covid-19, outras repercussões se tornaram mais aparentes.

Houve redução nos encaminhamentos da atenção primária e atrasos no diagnóstico de doenças graves, como câncer, por exemplo. Um estudo da Caixa de Previdência e Assistência dos Servidores da Fundação Nacional de Saúde com 40 mil pessoas mostrou redução nos tratamentos com quimioterapia (14%), radioterapias (28%) e exames como colonoscopia e mamografia (35%). O significado prático desse fenômeno é calculado em milhares de vidas perdidas nos próximos anos.

Entende-se que, na incerteza e aprendizado sobre a nova doença infecciosa, medidas foram tomadas para controlar a pressão no sistema de saúde, que nunca esteve preparado para superutilização. A falha de mensagens precisas e claras alimentou uma crise de desinformação de todos os lados e em todo o planeta. Conforme se aprende, deve ser responsabilidade dos órgãos de saúde coordenar, orientar e calibrar cada medida sanitária.

Ciência requer dados que são complexos de coletar, levam tempo e requerem uma análise responsável, e a pandemia mostrou essa clara lacuna de evidências, com uma narrativa que politizou uma discussão que deveria ser essencialmente técnica. Covid-19 não é uma entidade biológica isolada, mas agregada a epidemias de saúde mais amplas.

Cada país precisará ajustar seus sistemas, mas a obtenção colaborativa de dados científicos sistemáticos e contínuos é crucial. Ficou mais nítido que a desigualdade e desunião social são devastadoras. Se não aprendermos com isso, seguiremos doentes.

Publicado no jornal *Zero Hora* em 11/11/2020

30

O CÂNCER NÃO ESPERA

A covid-19 gerou um impacto ainda não totalmente avaliado no planeta. Com uma quantidade enorme de doentes e uma dramática concorrência por recursos de saúde, blocos cirúrgicos foram adaptados como leitos de UTI e cirurgias eletivas e exames de rotina foram adiados. Num cenário de incertezas e insegurança, a história é bem conhecida: milhões de pessoas infectadas, uma quantidade devastadora de vidas abreviadas e um turbilhão ainda não equacionado de sequelas. A polarização e a politização tumultuaram ainda mais a navegação nessa tempestade, comprometendo decisões que deveriam ter sido essencialmente técnicas.

Mas essa provação também tem aspectos que nos encorajam. Reagimos com agilidade, investigando medicamentos e vacinas que mostraram eficiência inequívoca em salvar vidas. Mais do que nunca, o debate sobre ciência e saúde ficou próximo da comunidade. Cabe a todos extrair aprendizados que nos protejam de outras crises.

No futuro imediato, é penoso dizer que enfrentaremos um grave problema: a pandemia está dando sinais de desaceleração, mas o câncer não espera. Dados do Sistema de Informações Ambulatoriais, do Sistema de Informações Hospitalares e do Sistema de Informação do Câncer mostram que, durante a pandemia, houve redução de aproximadamente 45% em exames preventivos do câncer de cérvix e 42% em mamografias, por exemplo. O impacto na mortalidade pelo fato de o câncer ser descoberto em estágios mais avançados será sentido.

Dados levantados pela Sociedade Brasileira de Cirurgia Oncológica e pela Sociedade Brasileira de Patologia estimam que ao menos 70 mil brasileiros com câncer deixaram de ser diagnosticados nos quatro primeiros meses de pandemia. É possível que enfrentemos uma "sindemia", infecção e câncer. O termo "sindêmico" refere-se a duas ou mais epidemias cooperando sinergicamente e contribuindo para uma carga excessiva de doença em uma área ou população, em vez de simplesmente a soma de ambas.

A campanha "O câncer não espera" busca resgatar os que ficaram pelo caminho em suas rotinas e reduzir o risco de que o combalido sistema de saúde entre em nova espiral de insuficiência. A covid elucidou a dinâmica complexa entre um desafio complicado e problemas de saúde coexistentes, crônicos e endêmicos. É o momento oportuno de retomar avaliações de rotina eficazes e que salvam vidas.

Publicado no jornal *Zero Hora* em 04/4/2022

31

UM POUCO DE PROSA ANTES DO ROSA

Mais de 65 mil mulheres receberão o diagnóstico de câncer de mama este ano no Brasil. São milhares de pessoas impactadas pelas incertezas que a doença carrega. Outubro Rosa é o nome dado a um movimento internacional de conscientização do câncer de mama, criado na década de 1990. Em 2008, o movimento ganhou força no Brasil, quando diversas entidades iluminaram de rosa monumentos e prédios. De lá para cá muitos avanços ocorreram.

O diagnóstico teve expressiva melhora e os tratamentos se tornaram mais efetivos. Estamos curando mais pacientes e, até em cenário avançado, mulheres que receberem tratamento ideal podem conviver com a doença, preservando qualidade de vida por muitos anos. Mas nem tudo é um mar de rosas.

Ficam para trás uma quantidade grande de vulneráveis, que não têm acesso às melhores tecnologias. O preço dos remédios é um bom exemplo. O sistema de precificação no país usa critérios que não são mais compatíveis com a nossa capacidade de incorporação. O argumento de que os remédios são caríssimos, alguns deles ultrapassando os R$ 50 mil por mês, porque o custo de desenvolvimento é elevado, é parcialmente correto. Ele não captura muitas outras camadas de análise. Drogas tem suas indicações ampliadas – e, portanto, podem ter o seu retorno de investimento antecipado – e somente reduzem preço quando há concorrência. Vários medicamentos não têm preço compatível com seu valor, ou seja, com o impacto clínico que podem oferecer. A pressão por incorporação recai sobre as fontes pagadoras, pública (que precisa de uma reconstrução para tentar se equiparar ao que é padrão de excelência atual), ou privada (que vive uma crise inédita, com incapacidade de manter mensalidades de planos de saúde em valores compatíveis com o bolso da população). O tema é complexo e demanda soluções complexas.

De qualquer forma, é disso que se trata o Outubro Rosa: ser acessível. O câncer de mama é um conceito muito assustador. Rosa não é. Talvez por causa do rosa, no próximo ano o número mamografias aumentará. Talvez por causa de um evento rosa, um pouco mais de financiamento irá para pesquisa. Talvez quando uma pessoa recém diagnosticada vir o rosa, ela terá um pouco de esperança por simplesmente saber que outras estão nesta jornada. Que, no final, a gentileza do rosa traga as pessoas para a conversa e depois grite para o mundo que o câncer de mama não vai nos pegar despreparados.

Publicado no jornal *Zero Hora* em 16/10/2023

32

IMPERADOR DE TODOS OS MALES

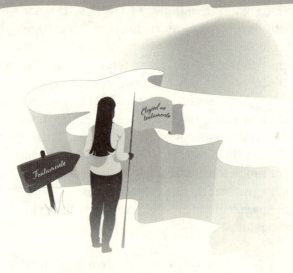

Conforme a Organização Mundial da Saúde (OMS), 14 milhões de pessoas são diagnosticadas com câncer todo ano, sendo 60% dos casos em países pobres. A doença mata mais do que malária, tuberculose e aids juntas.

A epidemiologia é um retrato cruel da realidade. Vários tumores evitáveis, como câncer de colo de útero e de fígado, são muito mais frequentes em países pobres. Quando o país "enriquece", os cânceres de mama, intestino e pulmão são mais comuns. A causa deste alarmante crescimento é multifatorial, incluindo envelhecimento da população, que morre menos de doenças infecciosas e cardíacas, e hábitos danosos, como tabagismo e consumo exagerado de álcool.

Essa transição demográfica pode parecer, para os otimistas, um sinal de que estamos enriquecendo. Os recursos, entretanto, não estão passando por essa mesma modificação. Além disso, carecemos de especialistas, exames de qualidade e fluxos ágeis de encaminhamento.

Nem 20% das mulheres na faixa etária de maior risco para câncer de mama, por exemplo, têm acesso a um profissional treinado ou à mamografia. E, quando feito o diagnóstico, podem levar meses para começar o tratamento. A necessidade de busca de solução é evidente, do ponto de vista médico, mas as preocupações também são uma questão econômica. De acordo com a revista *The Economist*, os pobres não só têm mais risco de morrer de câncer, como sofrem mais, por não terem acesso ao tratamento. É um efeito colateral da informação: saber que existem remédios inacessíveis.

Palestrei em um evento global sobre novas tecnologias em saúde e foi difícil explicar para uma plateia europeia que existe diferença entre ser elegível para um tratamento e efetivamente recebê-lo, de forma articulada e correta. Mesmo no setor privado, privilégio de 20% da população, existe um *overbooking*, com um sistema já lotado. A ineficiência é tão cruel quanto a doença em si, chamada por S. Mukherjee, ganhador do prêmio Pulitzer, de "imperador de todos os males".

O gasto mundial estimado com câncer é de US$ 320 milhões por ano, e a OMS calcula que a mortalidade pode cair para a metade, se o dinheiro for usado de forma correta. Medidas preventivas e informativas são prioridade, pois mais do que reduzir a incidência da doença, elas mostram que o câncer pode ser curado, o que aumenta as chances de as pessoas buscarem tratamento e cobrarem um sistema mais eficiente. Atualmente desenhado para resolver problemas agudos, o sistema de saúde tem de estar preparado para um futuro sobrecarregado e com necessidade de recursos. Existem várias diferenças entre o Brasil e os países ricos, mas a essência é investimento e gestão. A população precisa cobrar um sistema eficaz e definir onde tem mais sentido investir seu dinheiro. Saúde parece ser uma decisão sensata.

Publicado no jornal *Zero Hora* em 08/01/2015

33

PREVENINDO O CÂNCER

Paula tinha 30 anos, praticava esportes e gostava de dançar. Nunca se imaginou doente, apesar de uma tosse mais intensa já há algumas semanas. Quando teve sangramento no escarro e falta de ar, procurou uma emergência. Viu seu chão desaparecer quando soube que estava com um câncer chamado coriocarcinoma e com metástases no pulmão. Reconhecia a palavra câncer e só imaginava que sua vida estava acabando. Mesmo iniciando quimioterapia, ela pensou em desistir. Passou por medo, raiva, depressão, aceitação e esperança. Procurar informação e compartilhar a esperança foi o melhor que ela podia fazer.

A Organização Mundial da Saúde (OMS) assinala que, quanto mais informação sobre a possibilidade de cura do câncer, maior é a chance de as pessoas buscarem atendimento e lutarem por um sistema de saúde efetivo. E tem todo sentido priorizar esse tema, uma vez que até 2030 câncer será a principal causa de morte, principalmente em países pobres, como o Brasil. Muitos casos são relacionados a decisões que tomamos. O uso de cigarro e bebida alcoólica, exposição desregrada ao sol, alimentação inadequada e acreditar que somente precisamos procurar atendimento quando temos algum sintoma podem encurtar uma vida por uma doença que pode ser devastadora, não só para o paciente, mas também para sua família. Planejamento que inclui campanhas educativas, treinamento profissional, atendimento ágil e recursos adequados é responsabilidade que os governantes não podem mais adiar. De acordo com a OMS, negligenciar a necessidade de estratégia sustentável para enfrentar este problema é uma violação de direitos humanos. A melhor fórmula é integração entre governo e sociedade civil para aumentar investimento e ações em prevenção e controle.

Hoje, Paula tem 45 anos e uma filha de 10 que também adora esportes e dançar. Histórias de vitórias devem ser contadas, porque encorajam, inspiram e motivam outras pessoas, mas, principalmente, chamam a atenção para o fato que vale a pena lutar pela vida.

Publicado no *Jornal do Comércio* de Porto Alegre em 18/12/2014

34

A CRIANÇA FUMANTE

Imagine a cena. Adultos, na rua, fumando, e duas crianças de cinco anos se aproximam e pedem fogo. Praticamente todos tiveram a mesma reação e desfilaram motivos contra o tabagismo e, finalmente, ficaram desconcertados quando as crianças perguntaram, então, por que eles estão fumando. Os pequenos atores entregam uma brochura contra o cigarro para as pessoas abordadas e partem para a próxima "vítima". As cenas reais foram filmadas e são parte de uma campanha antitabagismo.

Com o Dia Nacional de Combate ao Tabagismo – 29 de agosto – cabe uma reflexão. A Organização Mundial de Saúde (OMS) estima que 16% da população brasileira são fumantes. A OMS também calcula que, em países desenvolvidos, 26% das mortes masculinas e 9% das mortes femininas podem ser atribuídas ao tabagismo. Ou seja, o tabagismo é importante causa de morte prematura em todo o mundo. Que o cigarro causa um dano – muitas vezes irreparável

– à saúde do fumante ativo e passivo, a grande maioria das pessoas já está convencida. Os principais riscos são vários tipos de câncer, doenças cardíacas, respiratórias, cerebrais e impotência. Estes dados são bem disseminados e claramente assinalados na própria embalagem do cigarro.

Ainda assim, algumas pessoas se escondem na leitura de que é uma decisão própria e não cabe a terceiros interferir. Não é verdade. O problema é de todos, mesmo do não fumante. O cigarro tem mais de 4,7 mil substâncias químicas tóxicas, que são liberadas na atmosfera a cada exalada. Pacotes de cigarros representam mais de 750 milhões de quilos de lixo não biodegradável, muitos deles acabando em rios e lagos. O uso de pesticidas na cultura fumageira e o corte de 600 milhões de árvores, anualmente, para a confecção dos cigarros, a quantidade de água utilizada no processo e os incêndios causados pelas "bitucas" são ônus ambiental do tabagismo.

E ainda existe o dano econômico. Estudo da Aliança de Controle do Tabagismo (ACT) mostra que o valor gasto com doenças relacionadas ao tabagismo equivale a 30% do orçamento do Ministério da Saúde e é 3,5 vezes maior do que a arrecadação de impostos dos produtos derivados do tabaco no mesmo período. Se evitássemos a queima de recursos públicos ou privados com o tabagismo, poderíamos investir em vacinação, infraestrutura e equipes de saúde, até reduzindo mensalidades de planos de saúde.

Tem solução? Atuar no adolescente e adulto jovem faz todo o sentido, uma vez que 80% dos fumantes iniciam-se no hábito antes dos 18 anos de idade. Justo, também, fomentar alternativas para as 200 mil famílias que dependem da agricultura fumageira. Qualificar equipes interdisciplinares que atuem no dependente químico do cigarro é fundamental. Dar o bom exemplo e investir em educação ainda é a melhor forma de criar uma geração consciente de sua saúde e da sociedade.

Publicado no jornal *Zero Hora* em 29/8/2013

35

NÃO DESCUIDE DA SAÚDE NO "NOVO NORMAL"

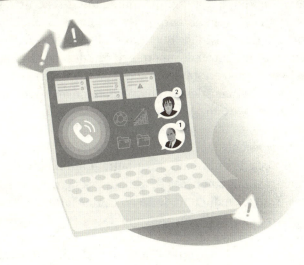

O discurso de posse do presidente norte-americano Franklin Roosevelt, em 1933, para uma nação paralisada pelo medo econômico da Grande Depressão injetou coragem e esperança nas pessoas: "A única coisa que temos que temer é o próprio medo". Chame-os de mantras, máximas ou mesmo memes, esses aforismos vivem porque contêm solavancos poderosos das certezas humanas.

Esse momento que vivemos justamente preocupa pelas incertezas. Há quem pense que tudo vai voltar ao normal e, com tempo para cicatrizar, o ser humano volta ao seu mundo de antes, com seus confortos e conformidades. Há quem seja, talvez, mais otimista e reconheça que a pandemia foi uma forma da natureza nos dar uma oportunidade – numa espécie de quarentena espiritual – para pensar no valor do bem-estar individual e da coletividade. Alguns países, como Nova Zelândia, já consideram semanas de quatro dias úteis, com objetivo de equilibrar um aporte de energia na economia e, ao mesmo tempo, otimizar qualidade de vida e segurança da saúde.

Alguns gigantes da tecnologia, como a Facebook e Twitter, anunciaram *home-office* por tempo indefinido. Já executivos da Microsoft assinalam que existem problemas com isso, como adoção de métricas de produtividade que possam mascarar deficiências que poderiam se beneficiar de suporte e tutoria de colegas e empregadores. Esse mesmo afastamento social que desacelera o ritmo, tenso e intenso, também deixa o abraço mais longe. Parece muito cedo para definir o exato ponto de equilíbrio. Mas nem tudo pode ser adiado.

Quando pensamos em saúde, ficar esperando demais pode provocar a troca de uma doença por outra. Cardiopatia, câncer, reumatismo e várias condições se tornam mais graves, se negligenciadas. Deixo, então, uma frase do cantor John Lennon. Se é para lembrar apenas de um aforismo, esse é um dos que mais sucintamente captura resistência, perspectiva e esperança: "Tudo ficará bem no final. Se não estiver tudo bem, é porque ainda não é o final". E, no final – mesmo que um final diferente – o que conta é ter saúde.

Publicado na revista *Amanhã*, de Porto Alegre, em 09/6/2020

36

OUTUBRO ROSA E A LUTA DIÁRIA

Em 1990, um laço rosa – que simboliza a luta contra o câncer de mama – foi distribuído pela Fundação Susan G. Komen for the Cure aos participantes da primeira Corrida pela Cura, em Nova York. Em 1997, entidades começaram efetivamente a fomentar ações voltadas à conscientização do diagnóstico precoce, criando o Outubro Rosa. Esta luta tem todo sentido: atualmente, mais de 50 mil brasileiras recebem a notícia que têm câncer de mama a cada ano, e as taxas de cura são diretamente relacionadas à precocidade do diagnóstico. Iluminar de rosa monumentos, prédios e pontos conhecidos, com uma leitura visual replicável em qualquer lugar, é uma forma prática de fazer com que o Outubro Rosa tivesse uma expansão ainda mais abrangente, chamando a atenção para a luta diária. Existem vários pontos que devemos trabalhar, como necessidade de conscientização da importância da mamografia, mas também sobre a falta de acesso ao exame de detecção precoce

– com qualidade adequada – em alguns locais, e o tempo elevado entre encaminhamento e tratamento efetivo.

Outro problema prático é o custo das novas tecnologias. Testes genéticos, que podem, algumas vezes, definir se a paciente deve ou não ser submetida à quimioterapia, não são contemplados pelo sistema público ou privado e custam mais de R$ 5 mil. Alguns medicamentos importantes ainda não estão disponíveis no SUS. Países que têm debate maduro sobre economia da saúde já estudam estratégias práticas. De qualquer forma, a popularidade do Outubro Rosa alcançou o mundo de forma elegante e feminina, motivando e unindo em torno da nobre causa. Isso faz que a iluminação em rosa assuma papel importante, lembrando a todos o desafio que o País e, especialmente, milhares de mulheres e famílias enfrentam.

Publicado no *Jornal do Comércio* de Porto Alegre em 05/10/2012

37

O GOSTO AMARGO DO CIGARRO

A imprensa noticiou que a Anvisa proibiu a comercialização de cigarros com aditivos com sabor. Evidentemente, a indústria do cigarro sofreu um golpe. Alega-se que a proibição inviabilizaria economicamente uma série de negócios na cadeia produtiva e com desdobramentos sociais. Muito difícil de convencer pessoas ligadas à saúde – que vivem de perto esta epidemia – que este impacto social seja maior do que o espantoso número de pessoas que está pagando um preço pelo erro de terem se iniciado no hábito. E não me refiro, evidentemente, ao preço da carteira de cigarro (que fui pesquisar, e é realmente caro, considerando que o tabagista faz uso crônico do cigarro), mas ao preço biológico. Milhões de pessoas superlotam o sistema de saúde. Mais cruel, talvez, seja o fato de que os fumantes passivos – crianças e adultos que não fumam, mas convivem com fumantes – ocupem o mesmo lugar na fila.

No mundo, o tabagismo gera uma perda econômica de US$ 200 bilhões a cada ano, a metade disso nos países em desenvolvimento. Esta estimativa é resultado da soma de fatores, como o tratamento das doenças relacionadas ao tabaco, mortes em idade produtiva, aposentadorias precoces, absenteísmo e menor rendimento produtivo. Cabe ainda pautar estratégias para combater o hábito instalado em pessoas que não tiveram instrução e apoio para abandonar o cigarro. Não temos estrutura adequada para oferecer tratamento interdisciplinar indicado. Deve-se chamar a atenção, também, para outro fator significativo: o mercado ilegal de cigarros no País. Estatísticas apontam que até um terço do comércio do tabaco seja irregular! Em resumo, o tema é ainda mais complexo do que se imagina. Com aditivos ou não, o gosto do cigarro é amargo para o fumante e para toda sociedade.

Publicado no *Jornal do Comércio* de Porto Alegre em 22/03/2012

MENTE

38

MEIO AMBIENTE E SAÚDE

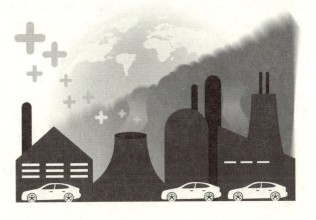

Provavelmente, a maioria das pessoas ilustradas para compreender a gravidade do tema também tem o privilégio de passar a maior parte do tempo em ambientes climatizados e protegidos. A dura realidade é que, lá fora, a escalada sem precedentes de poluição por queima de combustível fóssil, o aumento da temperatura global e a intensificação de condições climáticas extremas têm repercussão na nossa saúde.

Essa miríade de doenças, desde alergias até as doenças cardiovasculares e o câncer, mais impacta nos mais vulneráveis, como crianças, idosos e pobres.

É um problema de saúde pública. Estudo realizado em mais de 650 cidades do planeta e publicado na importante revista médica *New England Journal of Medicine* confirma a correlação entre níveis de partículas poluentes no ar e morbimortalidade.

Viver em cidades poluídas é um fator de risco independente para morrer precocemente. Existe possibilidade importante, também, de que nem sequer se conheça exatamente o impacto do cenário em algumas condições médicas ainda não listadas, o que remete para necessidade de mais pesquisa na área. Não temos soluções simples e rápidas, mas temos que indicar direções nas quais precisamos nos mover para criar uma resposta baseada em dados que proteja a saúde dos pacientes e a resiliência de nossos sistemas de saúde. Infelizmente, o tema tem componente ideológico e político que parece não levar a ações práticas. Gasta-se muita energia em discussões partidárias, o que afasta uma imensa quantidade de pessoas que poderiam contribuir para soluções.

Movimentos importantes, como mobilização em torno da aids e contra guerras, são apontados como modelos a serem adotados. Podemos começar com um senso de urgência: a Organização das Nações Unidas estima impacto catastrófico para saúde coletiva em pouco mais de uma década. O futuro é logo ali, e já dizia o escritor Antoine de Saint Exupéry, não é uma questão de prevê-lo, mas de fazê-lo possível.

Publicado no jornal *Zero Hora* em 02/9/2019

39

AGENDA PARA SAÚDE

A intenção de Thomas Wakley, em 1823, quando lançou a revista *The Lancet*, era publicar relatórios de palestras em hospitais metropolitanos, na época uma atividade lucrativa, para um pequeno círculo de médicos poderosos em Londres. Além de desmantelar esse monopólio privado do conhecimento, Wakley também esperava fornecer "uma descrição correta" de casos clínicos e da literatura vigente. O próprio nome trazia a mensagem de "lancetar" e perfurar a bolha de conhecimento e interesses.

Apesar de incríveis avanços que a medicina teve desde o século 19, as desigualdades de recursos e a disparidade de acesso à saúde de alta qualidade seguem presentes e descritas em incontáveis publicações. Completando 200 anos, a revista propõe uma agenda com prioridades críticas, que devem ser colocadas sob holofotes.

O primeiro tema é a cobertura universal de saúde. Governos e toda sociedade devem reconhecer que saúde é um conjunto de ações políticas, sociais e econômicas para proteger a população com ferramentas que meçam continuadamente o acesso ao cuidado adequado.

O segundo é a mensagem que nossas crianças e adolescentes, base indispensável para construção do futuro, tenham prioridade em políticas sociais. O terceiro tema é a saúde mental, com ações para acabar com estigma e discriminação e garantir dignidade e respeito para esses pacientes. O quarto foco deve ser sobre as mudanças climáticas, cobrando medidas céleres para eliminar exploração, extração, produção e uso de combustíveis fósseis de maneira justa e equitativa, investindo para descarbonizar e tentar reduzir impactos atuais e futuros na saúde coletiva.

Por fim, e fundamental, é a pesquisa em saúde, preenchendo a lacuna entre conhecimento e ação – exigindo que as evidências sejam usadas pelos formuladores de políticas para orientar e informar sua tomada de decisão. Enfim, somente com uma agenda objetiva e com foco racional, amparada em sólido conhecimento médico, daremos passos consistentes para o bem-estar.

Publicado no *Jornal do Comércio* de Porto Alegre em 14/7/2023

40

PREÇO DE UMA DECISÃO

Saúde não tem preço, mas medicina tem custo. O trocadilho chama a atenção para a questão que envolve todos os brasileiros: preservar a saúde tem custo alto. E a discussão é mais que oportuna quando se fala de um momento em que muitas decisões individuais repercutem na coletividade. Uma pessoa que decide dirigir sem cinto de segurança e em alta velocidade – por considerar essa uma liberdade pessoal – tem maior risco de se envolver em um acidente e precisar de um hospital. Pode vir a ocupar a emergência, um leito hospitalar, o bloco cirúrgico e recursos de saúde que são necessários a todos, além de causar danos a outros cidadãos. Se essa mesma pessoa tiver um plano de saúde, pelo princípio básico do mutualismo de qualquer seguro, o fato de utilizar o plano encarece a mensalidade do grupo. Se for pelo SUS, não só usa o recurso que já é parco, como sobrecarrega um sistema já lotado. Alguém tem que pagar a conta.

Quebec, no Canadá, debate a possibilidade de cobrar tributos adicionais de quem toma a decisão de não se vacinar contra a covid durante a pandemia, por exemplo. Tema sensível e sujeito a críticas de todos os lados, em tempos em que uma discussão técnica rapidamente é atropelada por argumentos sanguíneos. Dados incontestes de mundo real confirmam diferenças enormes de morbimortalidade e uso do sistema de saúde entre vacinados e não vacinados em todo o planeta. Gastar um recurso que é finito com alguém que optou por correr maior risco reduz a capacidade de o sistema investir naqueles que se protegeram, ou nos que têm o infortúnio de ter câncer, doença cardíaca ou doenças genéticas.

A despeito do impasse ético, a questão tem sentido econômico e esbarra muito mais em pontos técnicos, como a dificuldade de estimar de forma confiável o valor específico de contribuição adicional de cada indivíduo. Os canadenses entendem não ser justo que 10% da população que recusam a vacina tragam tanto peso para os 90% que se vacinaram.

A empresa de aviação norte-americana Delta também tomou decisão nessa direção: funcionários que se recusam a receber a vacina terão que contribuir com uma mensalidade maior para plano de saúde da empresa, já que cada internação por covid, muito mais frequente em pessoas sem vacinação completa, custa em média US$ 40 mil para a empresa.

Outro caso recente foi o de um homem de 31 anos que saiu da fila de transplante cardíaco por recusar-se a receber a vacina. A equipe médica entendeu que o paciente não seguiu os protocolos previstos para ser priorizado. O hospital exige vacina contra covid-19 e determinados comportamentos e estilos de vida para os candidatos a transplante. O intuito é propiciar a melhor chance de uma operação ser bem-sucedida e otimizar a sobrevivência do paciente após o transplante, já que seu sistema imunológico é drasticamente suprimido, e existe escassez de órgãos para um procedimento de alto custo. Quem se identifica com esse paciente deve ficar chocado. Quem se identifica com o próximo da fila, deve achar a medida correta. O fato é que esses anúncios aumentaram as taxas de vacinação e reduziram a sinistralidade relacionada ao uso dos sistemas de saúde.

Esses resultados parecem reforçar os argumentos dos professores Anupan Jena e Christopher Worsham, da escola de medicina de Harvard, publicados em editorial do *New York Times*. Eles sugerem que campanhas de persuasão não têm tanto efeito como imposições pragmáticas. As pessoas estão acostumadas a seguir regras, como pagar impostos, enquanto demandas voluntárias envolvem revisão de conceitos e ideias e, ainda mais difícil, convencer pessoas de que elas poderiam estar erradas e, nesse caso, deveriam mudar de opinião. Na prática, medidas coercitivas já existem: não se consegue viajar para vários países sem esquema vacinal completo.

Um familiar com mãe idosa me questionou como proceder com a cuidadora que se recusava a tomar a vacina e, por mais acostumada que estivesse com ela, preferia buscar outro profissional para essa tarefa. Enfim, a liberdade de escolha de se vacinar não vem sem um preço a ser pago pelo indivíduo e pelo sistema de saúde. A questão poderia se ampliar ao fumante, ao obeso, ao sedentário, mas a complexidade do tema não necessariamente significa sepultar a discussão sobre soluções justas. Buscar um debate saudável e inteligente é um caminho que ilustra maturidade social. O problema é que não temos todo o tempo para uma mudança que poderia levar gerações para se consolidar. Nenhum sistema de saúde do mundo trabalha com folga. É na pandemia que se percebe que não se pode errar e cada valor gasto de forma ineficiente pode custar vidas, não só de quem toma a decisão individual, mas de quem espera pelo mesmo recurso.

Publicado no jornal *Zero Hora* em 06/02/2022

41

ESCOLHAS EM SAÚDE: O DILEMA ENTRE OS INTERESSES INDIVIDUAL E COLETIVO

A inclusão de novas tecnologias em saúde sempre é cercada de entusiasmo e sensação de que estamos avançando justamente naquilo que o ser humano deve mais prezar. E, realmente, a quantidade de novos exames, remédios e procedimentos é espantosa. Possivelmente, se aprendeu em medicina nas últimas décadas mais do que a soma do conhecimento médico acumulado em toda a história.

Esse crescimento, entretanto, é visto por especialistas em avaliação de tecnologias em saúde com cuidado. Mesmo os países mais ricos identificam elevação desproporcional de custos e aumento de iniquidade. Assumir que não existem interesses comerciais e que os avanços chegam para todas as pessoas com necessidade de usá-las seria uma grande ingenuidade, mas ainda assim ocupa enorme espaço de discussão.

Um exemplo interessante é a detecção de câncer. Todos sabemos como é importante identificar precocemente a doença – idealmente, antes mesmo de haver sintomas, com exames como mamografia, colonoscopia, Papanicolau – e novos exames que prometem rastrear o DNA de mais de 50 tipos de câncer em uma amostra de sangue são empolgantes.

Em estudos preliminares feitos com cerca de 6 mil pacientes foram identificados mais de 50 casos: em mais da metade destes, nenhum outro exame havia mostrado a doença! Esse tipo de "biópsia liquida" está em avaliação pela Food and Drug Administration (FDA) americana e em breve estará disponível nos Estados Unidos, por aproximadamente US$ 950.

Parece ótimo, mas o entusiasmo deve ser calibrado, como ocorre em países com responsabilidade orçamentária, nos quais estudos cuidadosos avaliam o impacto na mensalidade de planos de saúde ou nos impostos. Todo cálculo de contribuição, evidentemente, é feito com base em uma lista de demandas. Quando não se tem previsibilidade do impacto em custos (considerando, inclusive, eventual custo evitado por reduzir terapias mais complexas), deve-se aumentar a contribuição (ou o desvio-padrão) para reduzir o risco de não se conseguir pagar pelos avanços.

Outro aspecto social fundamental nessa discussão é criar formas para que toda eventual inclusão seja para todos os cidadãos, e não só para aquela ponta privilegiada da população que tem acesso facilitado pelo dinheiro. Toda incorporação que não mire na totalidade da população aumenta iniquidade até que a distância se torna intransponível.

Atualmente, no Brasil, temos 25% da população com plano de saúde e 75% das pessoas com acesso unicamente ao Sistema Único de Saúde (SUS). Do que se gasta em saúde no país (um pouco menos de 10% do PIB), mais da metade é com os 25% que têm convênio médico! E a tendência é piorar, já que a pressão por incorporações aumentam, sem necessariamente um aumento proporcional nos desfechos clínicos.

Famílias e empresas que contratam planos de saúde têm se assustado com o aumento inevitável das contribuições – que são

ESCOLHAS EM SAÚDE

baseadas em cálculos atuariais – e surgiu um termo novo na discussão: toxicidade financeira. É um efeito colateral difícil de manejar sem uma gestão sofisticada e corajosa. Um problema que, mesmo em diferentes escalas, é global e tem sido fortemente endereçado por especialistas do mundo todo para que se aumente o rigor nos critérios de incorporação de tecnologia, focando o valor de entrega e não só o preço.

Enquanto nos aproximamos de um debate sobre o rol da Agência Nacional de Saúde Suplementar (ANS) ser somente um exemplo do que deve ser pago pelo plano de saúde, todos os corpos regulatórios do mundo têm focado em sofisticar os processos técnicos de avaliação de tecnologia de saúde de forma responsável, para evitar a toxicidade financeira. Não se trata mais de saber se aumentaremos a curva de custos e as mensalidades, mas de realizar um cálculo tecnicamente consistente sobre qual será o valor desse aumento e quantos pacientes deixarão de ter capacidade econômica de acompanhar essas curvas.

Publicado no portal Jota.info em 18/02/2022

42

CONTA QUE NÃO FECHA

Nosso país tem um sistema público de saúde universal, integral e gratuito, atendendo quase 215 milhões de brasileiros. Nosso gasto médio *per capita* anual com saúde fica em cerca de US$ 278,89 (R$ 1.447,31). Para uma comparação simples, o gasto *per capita* no Reino Unido é de US$ 4.246. Curiosamente, o sistema britânico, que foi uma das maiores influências para a criação do Sistema Único de Saúde (SUS), em 1990, passa por uma crise importante. Mais de 7 milhões de pacientes estão nas listas de espera de hospitais na Inglaterra, uma demora de meses ou anos por um tratamento. Um recorde de 2,5 milhões de britânicos estão sem trabalho porque estão doentes, segundo levantamento da revista *The Economist*. Os ingleses concluíram que não basta injetar dinheiro no sistema se não houver uma significativa mudança de comportamento dos indivíduos e dos gestores.

Medidas evidentes, como tentar reduzir a carga de doença pela prevenção, têm todo sentido, mas pode levar uma ou duas gerações para se perceber resultados reais. O que também é consistente com todas as análises é que as ferramentas de avaliação de tecnologia de saúde – simplificada pelo conceito de custo-efetividade, priorizando incorporações com mais bem resultados com mesmo recurso financeiro e permitindo avaliar quanto que é razoável se pagar para eventuais novidades na saúde – são essenciais.

Em um cenário de baixa disponibilidade financeira, como no Brasil, essa ferramenta se faz ainda mais necessária. Há ensaios de um bom debate técnico nessa direção, mas as pressões por incorporações ainda são carregadas de muita paixão e encantamento comercial. Todo cidadão tem a tendência de se colocar na posição do paciente que precisa de terapias impagáveis e do amparo do governo, o que é legítimo. É muito mais complexo encarar a perspectiva da coletividade. De qualquer forma, o papel individual é cuidar da própria saúde de forma responsável, para reduzir uso evitável do sistema de saúde. É, também, exercitar uma visão crítica sobre prioridades e contribuir com questionamentos e ideias sobre o complexo emaranhado que parece ser uma conta que não fecha, se não se pautar reformas significativas em todas as camadas.

Publicado no jornal *Zero Hora* em 12/6/2023

43

UM ANO DO PROGRAMA MAIS MÉDICOS

Após um ano, cabe uma reflexão sobre o programa Mais Médicos. Conforme as pesquisas, mais de 70% da população avalia a gestão da saúde como ruim ou péssima. Gastamos menos do que 5% do PIB em saúde pública, média menor do que o continente africano e a maioria dos países da América Latina. Somos assolados com fraudes e desperdícios. Até aí é consenso. Justificar a ineficiência do sistema pela insuficiência de médicos é que gerou o debate. O Brasil tem 17,6 médicos para cada 10 mil habitantes, acima da média mundial, que é 14. São mais de 400 mil médicos no País. Difícil imaginar que incluir mais 5 mil mudasse o cenário significativamente. O problema não é numérico, mas de distribuição, infraestrutura e gestão. Quando o programa foi oferecido aos médicos brasileiros, a adesão foi insignificante pelas condições de remuneração – sem férias, 13º salário e fundo de garantia – e pela falta de estrutura que desse segurança ao médico e paciente. A "importação" de profissionais levou a novas discussões. Os médicos estrangeiros não precisaram validar o diploma, gerando questões sobre a qualidade do atendimento que seria oferecido. Este ponto específico – a necessidade de critérios internacionais de qualificação de profissional – foi ampliado em artigo que escrevemos para a revista *Value in Health*. De um lado, muitos julgavam que "qualquer coisa é melhor do que nada", enquanto o argumento da outra parte foi de que a população merece, e paga, com uma carga tributária elevada, mais do que "qualquer coisa". O debate – que deveria ser técnico – tem sido político e partidário. Evidentemente que levar médicos para locais onde o atendimento é carente é um problema que demanda medidas efetivas, mas o programa Mais Médicos não pode prometer isso e não mudará o cenário da saúde se os recursos pertinentes e a vontade de ajudá-la não for a prioridade. Já diz o ditado que nesta briga entre o mar e o rochedo, quem se dá mal é o marisco. E o paciente é o marisco.

Com coautoria de Antonio Carlos Westphalen,
publicado no *Jornal do Comércio* de Porto Alegre em 11/9/2014

44

O PAPEL DO MÉDICO

Muitos imaginam que, após um vestibular concorrido e seis anos de esforço considerável, munidos de conhecimento básico e sensibilidade, estamos aptos a exercer uma das atividades mais fascinantes e que acompanha a história. O que aos poucos se percebe é que exercer a profissão exige um pouco mais... um pouco mais de tudo: tempo, criatividade, esforço e um comprometimento mais coletivo e global.

A medicina vem mudando. Seria contraintuitivo imaginar que não mudaria, mas o ritmo de mudança é o que impressiona. Acompanhar tudo o que é publicado anualmente demandaria que um profissional lesse um artigo científico a cada 30 minutos. Novos equipamentos nos apresentam um mundo de conhecimento até há pouco disponível apenas em livros de ficção científica. Métodos de concentração de informação, com base em uma estratégia de revisão padronizada, viabilizam atualização geral. Mas, mesmo assim, o caminho das superespecializações está nítido.

Algumas especialidades se tornaram segmentadas ao ponto de não ser incomum nos depararmos com pacientes que fazem acompanhamento com mais de meia dúzia de médicos. A própria medicina generalista passou a ser construída e praticada com toda a complexidade de uma especialidade.

Outro aspecto é a comunicação. A inquietação desta geração criou um modelo de relação que demanda pronto-atendimento, independentemente de distâncias, com um toque no telefone celular ou um envio de mensagem eletrônica. Pacientes também vêm ao atendimento médico, muitas vezes, após ter navegado no perigoso mundo das informações cibernéticas não críticas. A relação médico-paciente é mais horizontal, como um conselheiro na tomada de decisão, do que vertical, com ordens de cima para baixo. Com maior ou menor intensidade, este fenômeno é visto em todas as camadas sociais.

Também cabe reflexão sobre os custos da medicina. Na área do câncer, por exemplo, o custo mensal de um novo tratamento com quimioterapia gira em torno de US$ 10 mil, e não necessariamente com os melhores remédios. Na maioria das indústrias e dos negócios, produtos com resultados equivalentes e dobro do preço muito improvavelmente entrariam no mercado. Na medicina, entretanto, isso acontece, e muito. Um dos motivos é simples: as entidades reguladoras internacionais, em sua maioria, somente avaliam se o medicamento funciona e é seguro, em vez de julgar o que pareceria pertinente: se é melhor e se o preço está dentro do que a população julga razoável. Ignorar custos de tratamentos, portanto, não é mais aceitável.

Quando escolhemos tratamentos, temos que considerar questões financeiras que podem aumentar e prolongar o desgaste pessoal e familiar. Estes custos criam um cenário atuarial que será pago pela coletividade, e sempre há o risco de que alguns segmentos da sociedade possam entender que medidas são para "racionar" tratamentos, em vez de "racionalizar".

O tema é tão importante que a American College of Physicians publicou na edição mais recente do seu manual de ética o seguinte: "Médicos têm a responsabilidade de praticar assistência médica efetiva e eficiente, usando os recursos de forma responsável. O atendimento deve ser parcimonioso, utilizando os métodos mais adequados para diagnóstico e tratamento do paciente com respeito e usando os recursos sabiamente, contribuindo para garantir a equidade".

O fato é que a medicina se tornou mais complexa, mais interativa e mais cara. O médico deste século deve desenvolver não só conhecimento técnico de excelência, mas capacidade de comunicação e empatia impecáveis e um compromisso social que evite um colapso gerencial iminente. Todos queremos um médico comprometido com nosso juramento de preservar a saúde, acima de tudo, e, para tal, precisamos repaginar a figura do profissional, antes dotado exclusivamente do estetoscópio e de boa vontade, mas que atualmente precisa carregar muito mais elementos em sua maleta.

Publicado no *Jornal do Comércio* de Porto Alegre em 18/10/2013

45

MAIS UMA FERRAMENTA EM SAÚDE

A possibilidade de usar inteligência artificial no cuidado extremamente personalizado, mirando características específicas de cada doença, tem criado uma expectativa consistente, desde que o tema começou a pautar incontáveis publicações em todas as áreas, especialmente a saúde. Avanços científicos estão concretizando essa promessa, incluindo um refinamento tecnológico com rapidez impressionante.

A partir de uma grande quantidade de dados, e após inúmeras camadas de processamento de informação, um computador aprende a executar tarefas semelhantes, com desempenho até melhor, às dos seres humanos (chamado de *deep learning*) e se adapta a mudanças (*machine learning*). Esses relatos estão muito presentes na literatura médica. E não é um cenário hipotético.

Em diagnóstico e na construção de tomada de decisões que envolvem algoritmos, já existem resultados com desempenho comparável aos de experientes médicos especialistas. Com aumento da capacidade de processamento dos computadores, vislumbra-se a possibilidade de identificação de alterações em exames de sangue ou tecidos muito antes do que é perceptível pela cognição humana. Parece fascinante, mas abre várias questões práticas e éticas. A começar, nenhuma máquina vai responder bem se a pergunta não é boa. Em sistemas de saúde fragmentados e com importante carência de informação uniformizada, é possível que as incertezas sejam ainda muito altas. Em cenários ideais, sistemas de coleta de dados de forma padronizada deveriam ser instalados e validados antes da aplicação de ferramentas de inteligência artificial.

A possibilidade de termos grupos de pacientes sub-representados é enorme, uma vez que grande parte das investigações científicas são com norte-americanos e europeus brancos e com acesso a toda jornada de assistência médica. Um estudo realizado nos Estados Unidos tentou usar inteligência artificial para correlacionar gastos com remédios e estado de saúde. Como os negros gastavam menos, o algoritmo concluiu, erroneamente, que eles eram mais saudáveis. O cenário, evidentemente, mostrou a relevante iniquidade de acesso. Os negros gastavam menos porque tinham menos recursos!

Para prevenir esses vieses, é imperativo que se invista esforços em treinamento e integração na agenda da saúde. É uma agenda já muito testada e combalida, mas que não pode se dar ao luxo de não acompanhar os largos passos que a tecnologia nos apresenta.

Publicado no portal Setor Saúde em 14/04/2023

46

PLANEJAMENTO PARA REDUZIR RISCOS

O ser humano tem mais de 250 mil anos e o primeiro hospital só surgiu em torno de 700 d.C. Nós só chegamos até aqui, portanto, porque temos um pronto-socorro interno: o sistema imunológico. Nossos glóbulos brancos e anticorpos, defensores em escala microscópica, garantem que nosso corpo resista à maioria das agressões diárias. Um grande problema é que o câncer, uma doença cada vez mais comum, sabe escapar dessa vigilância. Ao mesmo tempo em que libera proteínas suspeitas, que ativam um alarme para o nosso sistema de defesas, a doença também libera proteínas reguladoras, que inibem as respostas imunológicas adequadas.

A Organização Mundial da Saúde (OMS) estima que a incidência do câncer vai crescer de 14 milhões para 22 milhões de pessoas até 2030, tornando-o a principal causa de morte no planeta. No decorrer da vida, as estimativas sugerem risco acumulado de 43% para homens desenvolverem câncer e 38% para mulheres, de acordo com o Instituto Nacional do Câncer dos Estados Unidos.

O ano de 2018, entretanto, foi marcado por um fato que merece comemoração. O americano James Allison e o japonês Tasuku Honjo, dois pioneiros da imunoterapia, um tipo de treinamento que reensina o sistema imunológico a reconhecer o câncer, foram agraciados com o Prêmio Nobel de Medicina. Reconheceu-se o enorme impacto de um arsenal terapêutico que a comunidade científica mundial classificou como uma "mudança do jogo", tão importante como a penicilina foi para as infecções.

Aproveitando as populares resoluções de Ano Novo, cabe propor reflexões e planejamentos práticos para reduzir nossos riscos de entrar nessas estatísticas. Pelo menos um terço dos casos poderia ser prevenido evitando-se fatores de risco como exposição desprotegida ao sol, excesso de uso de álcool, obesidade e tabagismo. Só o cigarro é responsável por 22% das mortes por câncer.

O comprometimento pessoal e coletivo, associado a políticas de saúde responsáveis, aumenta a chance de sucesso. Estamos mais próximos de dizer que o câncer começou essa briga, mas nós vamos acabar com ela.

Publicado no jornal *Zero Hora* em 01/01/2019

47

O PROBLEMA ESTÁ NA SALA DE ESPERA

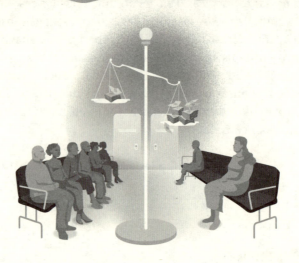

Um paciente tem uma doença degenerativa rara que demanda tratamento que, em alguns casos, pode ajudar a reduzir a sua progressão. O tratamento consiste em um fármaco que custa R$ 12 milhões. Outro paciente tem uma doença comum e fatal, e o tratamento, que oferece 10% de chances de curá-lo, custa R$ 1 milhão. Ainda entram na disputa procedimentos como órteses, próteses, cirurgias, diárias de UTI, quimioterapias de uso domiciliar e uma infinidade de tecnologias médicas.

Em exercício de tomada de decisão, seria fácil de responder, se tivéssemos recursos irrestritos. Acrescenta-se ao cenário uma população que está envelhecendo e o advento de mais opções terapêuticas, com remédios que se apresentam com preços que não cabem na realidade do bolso do Brasil (e, muito menos, no bolso da maioria dos brasileiros). Pronto: está formada a tempestade perfeita.

Este cenário complicado é, ainda, temperado com iniquidade. Hoje, apenas 22% de pessoas têm acesso a um plano de saúde. No entanto, a saúde suplementar é responsável por mais da metade dos gastos em saúde (55%). Ou seja, gasta-se mais para atender a 22% da população, por meio da saúde suplementar, do que para assistir 78% da população brasileira, pelo sistema público de saúde no Brasil.

O fato é que o problema está na sala de espera, e não se podem adiar as soluções. Soluções, entretanto, devem levar em consideração responsabilidade orçamentária, visão coletiva e mensuração pertinente.

As ferramentas de análise e incorporação de tecnologia, adotadas em países com a cultura de cuidado sistêmico do bem público, tem como objetivo avaliar o valor de cada intervenção médica, não só o preço. Tem sentido, mas existem barreiras. A principal dificuldade é a falta de transparência e coragem de reconhecer que qualquer decisão em saúde, uma vez que estamos alocando recursos finitos, afeta outras áreas e outros pacientes. A aprovação do Projeto de Lei 6.330/2019 é exemplo muito claro.

O Senado Federal aprovou o projeto que, agora, tramita na Câmara dos Deputados e propõe que quimioterápicos orais sejam, automaticamente, de cobertura obrigatória por planos de saúde, logo após a sua aprovação pela Agência Nacional de Vigilância Sanitária (Anvisa). Ou seja, sem a necessidade de passar pela avaliação da Agência Nacional de Saúde (ANS), acelerando a inclusão de remédios para uma doença que tem relevância epidemiológica: até 2030, o câncer será a principal causa de mortalidade no mundo. Bancar essa conta pode parecer, com uma visão superficial, problema exclusivo das operadoras e das empresas que contratam os planos de saúde, mas, claramente, a repercussão é maior. Não se trata somente de decidir de forma populista, sem medir o impacto nos custos das mensalidades. Isso, por si só, seria uma forma inadequada de fazer gestão. Existem incertezas sobre o real impacto que isso trará para o orçamento. A percepção de que ampliar o acesso à quimioterapia oral de forma irrestrita vai reduzir os custos com o tratamento oncológico não procede. São medicamentos de uso concomitante ou sequencial a terapias existentes, na sua maioria. No contexto de mutualismo, o paciente (ou empregador, no caso de planos empresariais) mais vulnerável economicamente não acompanha os aumentos. E repercute no sistema público, uma vez que quem não tem recurso para absorver aumentos migra para o Sistema Único de Saúde, fazendo crescer ainda mais o abismo entre público e privado.

Solução que não reduza iniquidade não é solução completa. O significado de esvaziar o papel de uma agência reguladora é colocar todos os remédios no mesmo saco de gatos. Desaparece a principal tarefa de um gestor, que é de valorizar as tecnologias que oferecem o melhor resultado. Justamente no momento que deveria se abrir debate sobre a precificação de remédios *versus* desfechos que sejam clinicamente relevantes, esse projeto de lei abre uma porteira que países ricos já tentam controlar. Não há dúvida de que modelos de avaliação lentos e incompletos devem ser corrigidos. A solução proposta pelo projeto de lei em tramitação na Câmara, entretanto, nem sequer oferece a avaliação adequada de quem realmente se beneficiará com a medida, além de favorecer os que vendem os remédios. Aos demais, restará pagar a conta da medida.

Publicado no jornal *Correio Braziliense* em 17/9/2020

48

A SAÚDE NECESSITA DE ANÁLISE TÉCNICA E CIENTÍFICA

Com o veto presidencial 41/2021 ao PL 6.330/2019, que previa a incorporação automática dos medicamentos oncológicos orais na cobertura dos planos de saúde a partir do simples registro na Anvisa, o foco continua no processo de análise dos remédios, tão fundamental para garantir não só a segurança clínica e a eficiência, mas também a eficácia no contexto do beneficiário.

A Avaliação de Tecnologia em Saúde (ATS) é uma ferramenta de gestão particularmente importante em condições de recursos finitos e adotada mundialmente por recomendação da Organização Mundial de Saúde. A eventual inclusão de novos medicamentos no rol da Agência Nacional de Saúde Suplementar precisa passar por essa análise técnica, assim como pela Comissão Nacional de Incorporação de Tecnologias no SUS (Conitec).

A discussão em torno do prazo de avaliação gerou ainda a edição da Medida Provisória 1.067/2021, com o objetivo de deixar a ATS mais célere, e a Resolução Normativa nº 470 da ANS, que torna a apreciação das propostas contínua e institui a revisão semestral dos procedimentos.

Ambas as medidas tentam corrigir a morosidade da atualização da lista de procedimentos que são de cobertura obrigatória e, por consequência, são a base a atuarial para cálculo das contribuições e mensalidades.

É fundamental observar as consequências clínicas, a relevância terapêutica e o impacto econômico de tecnologias recém-desenvolvidas para que uma avaliação devida seja feita. A ATS prevê uma análise comparativa de diferentes produtos, a fim de escolher aquele que oferece melhor desempenho pelo valor investido.

Assim, há embasamento técnico para determinar as prioridades de incorporação. Se, com mesmo recurso, existe demanda para incorporar um remédio de alto custo para uma doença rara ou um quimioterápico de uso domiciliar, a decisão de quem terá prioridade de usar o recurso não pode ser "quem chega primeiro" ou "quem faz o melhor *marketing*". A ATS, com regras transparentes e agilidade, pode de aumentar a eficiência.

Atualmente, a saúde suplementar oferece a seus beneficiários 59 medicamentos orais para uso domiciliar contra o câncer, em 115 indicações terapêuticas. Existem outros 23 já registrados na Anvisa. Desses, 12 foram avaliados e reprovados. Restam 11 a serem analisados. Inglaterra e Canadá, por exemplo, ainda não os incorporaram à lista, por diversas razões.

Entre os argumentos para o veto ao PL 6.330, consta que "incluir esses novos medicamentos de forma automática, sem a devida avaliação técnica da Agência Nacional de Saúde Suplementar (...), contraria o interesse público por deixar de levar em consideração aspectos como a previsibilidade, a transparência e a segurança jurídica aos atores do mercado e a toda a sociedade civil".

Além disso, "comprometeria a sustentabilidade do mercado e criaria discrepâncias no tratamento das tecnologias e, consequentemente, no acesso dos beneficiários ao tratamento de que necessitam, o que privilegiaria os pacientes acometidos por doenças oncológicas que requeiram a utilização de antineoplásicos orais". Tem sentido, e qualquer contra-argumento deveria ser amparado em dados sólidos. A falta de fonte de custeio, por exemplo, é mais impactante do que saber exatamente quanto que a medida encareceria as mensalidades.

Durante a discussão da relação atual, em vigor desde abril, um levantamento estimou o impacto da incorporação automática. Em uma lista de 29 antineoplásicos, para as indicações selecionadas e já considerando que alguns medicamentos venosos seriam evitados, o custo poderia chegar a R$ 14 bilhões em 2021, o que pode representar um aumento de 8,2% nas despesas médico-hospitalares.

Mesmo que ainda precisem de validação, esses dados mostram como qualquer medida sem avaliação e cuidados pode trazer impacto relevante para o beneficiário, principalmente o mais vulnerável, que já tem dificuldade de manter seu plano de saúde.

É importante ressaltar que o PL 6.330 previa a obrigatoriedade de cobertura de antineoplásicos orais de uso domiciliar apenas por planos de saúde, deixando de fora o SUS, o que fere o princípio da isonomia na Constituição Federal, ao promover uma segregação da população brasileira dependente exclusivamente do sistema público de saúde, aumentando a iniquidade.

Como resultado, contamos com uma medida provisória para instituir novo prazo de incorporação, não somente para antineoplásicos, mas para todas as tecnologias de saúde. A MP 1.067 altera a Lei nº 9.656/98, com a finalidade de dispor sobre o processo de atualização das coberturas dos planos e seguros de saúde.

Nela, é estabelecido o limite de 120 dias para que a ANS realize a ATS, prorrogáveis por mais 60 dias, quando as circunstâncias exigirem. Findo o prazo, haverá a incorporação automática do medicamento no rol de procedimentos, até que sobrevenha a decisão da agência.

A medida garante aos pacientes a continuidade do tratamento iniciado, mesmo se a decisão for desfavorável à inclusão. Além disso, está prevista a realização de consulta pública e audiência pública, se a matéria for considerada relevante.

A ANS também trabalhou para acelerar a mudança no processo de atualização do rol de procedimentos e eventos de cobertura obrigatória, publicada a cada dois anos. A diretoria colegiada da agência aprovou em julho a Resolução Normativa nº 470, que entra em vigor no dia 1º de outubro.

Com a nova norma, as propostas de atualização das coberturas obrigatórias para os planos de saúde regulamentados passarão a ser recebidas e analisadas de forma contínua pela equipe técnica da ANS, com revisão semestral dos procedimentos, eventos e diretrizes de utilização que compõem o rol.

A incorporação automática de novos medicamentos, desprezando-se a avaliação de sua eficiência e de impacto econômico, bem como a realização de estudos comparativos de seus benefícios com os de outros fármacos já disponíveis, pode representar um prejuízo aos mais de 210 milhões de brasileiros e comprometer todo o sistema de saúde do país.

Publicado no portal Jota.info em 29/9/2021

49

REMÉDIO CERTO

A curiosidade sobre saúde é compreensível. Notícias sobre doenças sempre foram muito contagiosas. Pessoas, entretanto, tentam entender estatísticas sofisticadas e o comportamento biológico de um vírus complexo com atalhos perigosos. Surgem receitas mágicas – que vão de inocentes dicas até o aproveitador criminoso. O problema piora quando se desvia da ciência – uma espécie de mutação da verdade –, o que é muito mais virulento. Parece haver mais confiança na mensagem sem referências e no texto de redes sociais do que na palavra do cientista, como se o alinhamento crítico responsável fosse uma espécie de sabotagem, em uma conspiração ideológica.

Decisões deixam de ser técnicas, com uma corrida apaixonada por substâncias que mostram qualquer atividade em tubos de ensaio, sem avaliar completamente a repercussão sobre a saúde. Transparência, tanto do método quanto do real impacto da intervenção é, da mesma forma, um elemento fundamental nessa fórmula. O método científico deve ser célere, reproduzível e ético. Corromper qualquer preceito nos desvia da solução. Mas, mesmo com informações incontroláveis do mundo digital, pode haver avanços. Há evidente necessidade de criar uma cultura de entendimento científico, o mais precocemente possível, na jornada de educação. Não é só informar, mas é ensinar a entender e analisar criticamente cada fato, para que se possa visualizar efetivamente prioridades e estratégias.

Esses momentos mostram que, muito possivelmente, o remédio certo para vencermos os desafios atuais e as novas doenças que surgirão é a educação sólida, que amplia a visão e o entendimento, à luz de evidência científica, sob olhar crítico, e reconhece a diferença entre opiniões e fatos. Receita para não deixar que as *fake news* piorem o problema? Adote uma fonte de confiança e não se deixe contaminar por antíteses simplistas, como liberdade e ditadura, direita e esquerda, amigo e inimigo, amor e ódio.

Publicado no jornal *Zero Hora* em 06/5/2021

50

EFICIÊNCIA EM SAÚDE

Definir a prioridade em saúde é sempre um risco e um desafio, especialmente se existe restrição de recursos. Não é simplesmente um exercício de contenção de limites de despesas, mas envolve qualificação e mobilização dos envolvidos nas decisões. Isso inclui avaliações técnicas sobre distribuição justa. Com expectativa de vida aumentando em quase três meses por ano na última década, e com tecnologias que propõem customização de tratamentos para cada tipo de alteração identificada no íntimo da genética da doença, o custo em saúde tem crescimento exponencial.

Essa fórmula tem distorções e problemas que devem ser endereçados prontamente: não há cálculo realista de qual recurso necessitamos e não há critério transparente de prioridade. Inovações e avanços em medicina são bem-vindos, mas, se um remédio consumir uma fatia expressiva do orçamento, a base da pirâmide fica desassistida. Não se pode cair na simplificação de que a solução é decidir entre "ter ou não ter".

A Bloomberg, portal americano especializado em economia, atribuiu uma nota para eficiência em saúde em 48 países, com base em expectativa de vida e média do custo do serviço de saúde, comparado ao PIB *per capita* de cada país. O Brasil foi o último colocado!

Otimizar eficiência deve sair dos discursos e entrar em uma agenda factível. O tema é complexo e ocupa significativo espaço acadêmico, em países mais ricos, e envolve participação da população. Temos, então, várias pautas, que devem ser ampliadas e debatidas de forma séria e corajosa. Podemos começar com precificação de remédios. Se um medicamento, em um tipo de câncer, por exemplo, custa, em média, R$ 30 mil mensais, e oferece seis meses a mais de sobrevida para um paciente, por que o mesmo remédio, em outro tipo de câncer, aumenta em dois meses a sobrevida e custa o mesmo preço?

Existe um amplo debate global sobre diferenciar preço e valor. Esperamos que nossas lideranças e governantes tenham isso em mente e, da mesma forma que estamos festejando avanços médicos, possamos festejar que esses avanços sejam para que todos vivam mais e melhor.

Publicado no jornal *Zero Hora* em 05/5/2018

51

MAIOR DO QUE A DOENÇA

O Dia Mundial do Câncer, 4 de fevereiro, busca unir pessoas em vários países em iniciativas para sensibilizar indivíduos, entidades e governos a aumentar a informação e a educação, arrecadar fundos e modificar condições para que se salvem vidas. De acordo com estatísticas globais, a estimativa é de que até 40% das pessoas terão diagnóstico de câncer no decorrer da vida. O diagnóstico pode ser devastador para o indivíduo e suas famílias, que frequentemente encaram um turbilhão de sentimentos e a possibilidade da finitude. O impacto individual da doença pode ser ainda mais corrosivo pela dificuldade de uma solução completa e coletiva, que envolva prevenção, detecção precoce, amparo e tratamento de excelência.

O câncer carrega um significado forte e agressivo, como se fosse uma sentença. Atos de corrupção e discriminação frequentemente são chamados de "um câncer". No cenário econômico em que se tem que fazer mais com menos, em que políticas de saúde não têm a amplitude suficiente, ter esperança é um desafio. Priorizar acesso a novas tecnologias de altíssimo custo envolve questões éticas, que se tornaram mais nítidas pela pressão que a pandemia que vivemos causou.

Temos, então, que endereçar terapias sociais, construindo caminhos para que medidas pertinentes sejam adotadas. Pouco efeito se produz se não criarmos formas práticas de atingir metas e ter acesso à boa medicina. Estratégias de saúde e modelos assistenciais sólidos, amparados por ciência bem construída, são fundamentos importantes para que se salvem vidas. Mas, ironicamente, uma diferença da doença para a analogia social é que, em medicina, os avanços têm sido acelerados e geram otimismo com taxas inéditas de cura. E, se envolvendo em projetos, as pessoas esquecem dos medos e crescem como humanidade. Pequenas iniciativas, como contar a própria história, podem inspirar e irradiar coragem. Mesmo que atordoados por uma pandemia extenuante, não se pode baixar a guarda para uma doença comum e grave, que também pressiona o sistema. Câncer pode ser um desafio, mas não é uma sentença.

Publicado no jornal *Zero Hora* em 01/02/2021

52

MEDICINA DE PRECISÃO E MEDICINA DE QUE PRECISAMOS

A medicina tem historicamente focado em categorização das doenças, classificando as pessoas em subgrupos, como fumante ou não fumante, ou estabelecendo divisões arbitrárias em medidas contínuas, como alto e baixo risco de desenvolver determinada doença. Essa construção pressupõe que manifestações altamente variáveis de saúde e doença podem ser mais bem explicadas alocando os indivíduos em grupos distintos, e que cada doença e subtipo de doença têm seu conjunto próprio de causas.

A estratégia até pode contribuir para visualizar pessoas de maior risco e tentar desenhar estratégias de manejo. As doenças, no entanto, representam uma confluência de processos desordenados.

O câncer, por exemplo, ocorre tipicamente em meio a um conjunto de processos anormais, incluindo pelo menos uma mutação genética, ou seja, uma alteração no DNA da célula, que passa a receber instruções erradas para as suas atividades. Essa condição nem sempre é hereditária, ou seja, não foi herdada e não é transmitida para próximas gerações. Existe, atualmente, capacidade de identificação precoce de forma rápida e relativamente acessível desse perfil genético. Inclusive, já se debate, entre cientistas e médicos, a importância de se considerar essas informações como parte integrante do prontuário médico de cada pessoa, mesmo que ainda se busque equacionar qual relevância clínica real dessas informações.

Tem-se proposto que pontuações poligênicas, construídas com quantificação de vários fatores associados, assumam um papel fundamental na tomada de decisão médica. Quando muitas causas contribuem para a doença em um indivíduo, mais sentido faz rastrear cada processo envolvido e quantificar qualitativamente o peso dessas variáveis, que são muito mais complexas do que simplesmente as categorias que as classificam.

Embora a tomada de decisão clínica muitas vezes exija decisões binárias (como tratar ou não), elas podem não ser mapeadas de forma precisa em categorias definidas anos antes. Com capacidade crescente de uso de cognição artificial e algoritmos sofisticados, essas informações extraídas da avaliação genética abrem um universo que viabiliza, por exemplo, escolher o remédio mais adequado para cada indivíduo, reduzindo toxicidade e aumentando assertividade. Por exemplo, em lugar de todas as mulheres começarem a fazer exames de mamografia anuais aos 45 anos (como atualmente recomenda a American Cancer Society), os escores poligênicos para o risco de câncer de mama podem ser usados para adaptar os cronogramas para que as mulheres com maior risco genético sejam rastreadas mais cedo, e mais intensamente, do que aquelas com risco abaixo da média.

Embora essa abordagem seja uma promessa clínica, existem limitações. Ela deixa de fora muitas fontes de dados relevantes e funciona melhor para as populações ricas e predominantemente brancas, nas quais a maioria dos estudos genéticos foi realizada. A ênfase no risco genético pode desviar atenção de fatores não genéticos e não reconhecer que o desafio também é capturar os fatores multifacetados e entrelaçados, que influenciam o risco de doenças, e combiná-los com dados pragmáticos. Frequentemente rotulados coletivamente como ambientais, esses podem incluir fatores tão variados como dieta, atividade física, exposição a substâncias deletérias, *status* socioeconômico, acesso a cuidados de saúde – cada um deles com sua intensidade variável na jornada do indivíduo, ilustrando a complexidade da saúde e doença.

Além disso, esforços só se traduzem em sucesso se os dados micro e macroambientais forem coletados de forma padronizada e compartilhada, para que permitam que as informações de diferentes estudos e populações sejam combinadas e comparadas na perspectiva científica pertinente. Isso, inevitavelmente, aproximará o avanço científico do atendimento clínico e exigirá que abordemos questões fundamentais sobre propriedade de dados, privacidade, justiça e responsabilidade social. O Brasil tem uma longa e forte tradição em sistemas de saúde. Ainda que a pandemia castigue o país, ela também demonstra que saúde não é custo, mas, sim, investimento em estabilidade social, política e econômica.

Publicado no jornal *Zero Hora* em 24/9/2021

53

O CÂNCER DO SANGUE E O ABISMO ENTRE A SAÚDE PÚBLICA E A PRIVADA

Setembro é o mês escolhido, globalmente, para alertar sobre o câncer do sangue, ou câncer hematológico. São didaticamente classificados em leucemias, linfomas e mieloma. A estimativa no Brasil é de que mais de 25 mil pessoas sejam diagnosticadas com câncer hematológico todos os anos.

Com sintomas variados, como palidez, infecções, caroços no corpo ou sangramentos, o diagnóstico pode ser feito com exames simples, como o hemograma, mas pacientes podem ter quadro e evolução totalmente diferentes entre si. Características genéticas e mutações envolvidas são alguns dos motivos pelos quais a doença teve um salto considerável nos últimos anos. Terapias são definidas pelo subtipo de doença, com combinações de medicamentos que corrigem a produção inadequada de células sanguíneas. Entre falsos começos e grandes avanços, não parece crível imaginar que teremos uma resposta simples e única que, a curto prazo, solucione definitivamente a doença. A heterogeneidade do câncer mostra que precisamos de abordagens específicas para cada paciente, e felizmente tivemos avanços.

Uma nova técnica de tratamento, que tem ocupado espaço na literatura médica no manejo de alguns tipos de linfomas e mieloma, é o CAR-T. Células são coletadas dos próprios pacientes e modificadas para combater a doença. É, ao mesmo tempo, terapia celular, gênica e imunoterapia. Representa uma mudança significativa de todas as formas de medicina existentes até agora, abrindo uma porta inédita para investigações. Com taxas de controle de doença que, conforme o cenário, podem ir até 90% de resposta duradora (muito impressionante, já que recrutam pacientes em estágios avançados), já são mais de 500 estudos clínicos em andamento para outras situações médicas. Existem, porém, várias questões significativas em relação ao controle da resposta imunológica, bem como a fabricação, transporte, rastreabilidade e soluções necessárias para atingir a escala de amplo acesso. O custo, por exemplo, é uma delas. É uma questão complexa em que economia, medicina, políticas de saúde e ética se cruzam.

Mas alguns medicamentos inovadores, com resultados relevantes, acabam achando seu caminho de acesso. O blinatumomabe é um exemplo interessante. Este medicamento induz o sistema imunológico a combater células cancerígenas, aumentando a sobrevida e a cura, e tem menos toxicidade do que a quimioterapia tradicional para o tratamento da leucemia linfocítica aguda (LLA) em crianças. A Conitec, comissão que avalia tecnologias em saúde no Ministério da Saúde, deliberou, por unanimidade, a sua incorporação no SUS, com prazo de disponibilização de 180 dias e – o que merece destaque – para tentar reduzir a falta de equidade entre os sistemas privado e público. Precisamos ampliar essa consciência situacional de mudança e adaptação aos desafios, sem parar para descansar, tratando a doença e corrigindo distorções do sistema de saúde!

O compromisso em setembro envolve vários pontos, que vão desde suporte aos pacientes a programas de informação e estratégias de arrecadar fundos para assistência e pesquisa. A maior urgência, entretanto, é mergulhar em cada detalhe da jornada dos pacientes. Precisamos construir pontes nesse largo abismo entre público e privado. Não podemos nos sentar no argumento de que a insuficiência de recursos impede avanços. A construção de solução deve ser mais criativa e corajosa do que isso.

Publicado no jornal *Zero Hora* em 24/9/2021

54

O PRINCIPAL PROBLEMA DE SAÚDE

Em um sistema de saúde com recursos finitos, a definição de prioridades deve pautar a elaboração de políticas racionais. Não é racionar investimento, mas racionalizar. Racionalizar prevê entender e explicar, de forma clara, o que será considerado na alocação de recursos para a saúde. Há quem defenda que seja para os casos mais graves, ou os que têm mais chance de se beneficiar, ou casos pediátricos, ou até quem mais produziu, como veteranos. Ainda que as teorias de justiça tentem fornecer uma base ética para orientação prática, todas as escolhas parecem, de alguma forma, defensáveis e, ao mesmo tempo, desconfortáveis, por deixarem alguém no fim da fila. E, mesmo que as técnicas de escolha sejam transparentes, o problema subjacente é inerentemente complexo. Bom seria se tivéssemos, magicamente, recursos e capacidade instalada para todos, e ao mesmo tempo!

É importante dizer que, independentemente da quantidade de recursos disponibilizada, se não houver uma reengenharia do modelo de cuidado, o problema só cresce. Mesmo que um enorme aporte de dinheiro viesse a "zerar" as necessidades rapidamente, sem mudar o ângulo das curvas de necessidade e recursos, no dia seguinte, o problema reiniciaria.

No momento, a principal doença do sistema parece ser a falta de equidade. Com dados da Organização Mundial de Saúde e da Fundação Osvaldo Cruz, uma belíssima exposição em curso no Museu do Amanhã, no Rio de Janeiro, coloca alguns exemplos: 85% de gestantes brancas conseguem uma consulta no primeiro trimestre de gravidez; somente 53% das indígenas têm o mesmo acesso; áreas pobres tiveram o dobro de mortes por covid, comparadas às mais ricas; mortalidade por doença cardíaca é nove vezes maior entre adultos com menor escolaridade (até três anos de estudo), comparadas a quem estudou mais de 12 anos. Se uma pessoa nasce no Sul do Brasil, vive em média cinco anos mais do que as que nascem no Norte e no Nordeste.

Não reconhecer e agir, com esse doloroso cenário, é um sintoma de indiferença social. Medidas corajosas e efetivas, com racionalidade e qualidade, são urgentes. Enfim, em todo o país, as lacunas na saúde são grandes, persistentes e crescentes. Afinal, é difícil ser saudável sem bons empregos, segurança e escolas. Equidade significa aumentar as oportunidades para que todos vivam da forma mais saudável possível, não importa quem somos, onde moramos ou quanto dinheiro ganhamos.

Publicado no jornal Zero Hora em 22/11/2022

55

DOENÇA RARA

Dia 28 de março é o Dia Mundial da Doença Rara. Existem pelo menos 7.400 doenças raras na listagem do National Institutes of Health dos Estados Unidos. Destas, pouco mais de 200 têm grupos de pacientes e/ou familiares que se dedicam a arrecadar fundos ou promover iniciativas de apoio, sem fins lucrativos. O Food and Drug Administration (FDA) americano tem somente 350 drogas aprovadas para estas doenças, muitas delas em crianças que dependem de medicamentos caríssimos e de uso por tempo indefinido para sobreviver.

Contudo, devido ao reduzido mercado consumidor, torna-se difícil, caro e arriscado o desenvolvimento de pesquisas que viabilizem a produção de medicamentos para os seus tratamentos, fazendo com que esta questão passe a ser não apenas um problema de saúde pública, mas um problema econômico e social. Por mais que se tenha aumentado recurso para esta área, o sistema carece de uma política específica, com frágil argumento que não há por que definir estratégias formal para grupos tão restritos. E cabe ainda mais uma consideração: a medicina tem chegado a um nível de complexidade e detalhamento – com ferramentas como medicina personalizada – na qual cada doença tem características microambientais específicas recentemente identificadas, com mutações únicas ou sobrepostas, o que aumentará esta condição de raridade até para doenças comuns.

O problema deve, portanto, aumentar. A saída prática, muitas vezes, tem sido as demandas judiciais, que se acumulam. A judicialização, que abriga os verdadeiramente necessitados, também cria oportunidades para a desorganização do sistema de acesso: privilegia quem sabe demandar. O sistema deve ser repensado de forma ágil, moderna e alinhada com o avanço da medicina. A data é um momento para fomentar debates construtivos e alinhar estratégias na direção correta.

Publicado no *Jornal do Comércio* de Porto Alegre em 25/02/2015

56

SISTEMA EM TRANSIÇÃO

"A saúde é direito de todos e dever do Estado", indica nossa Constituição, que completa 35 anos em 2023. Nosso sistema de saúde deve ser baseado nos princípios da universalidade, integralidade e participação social, garantido pela integração de políticas sociais e econômicas.

Passado todo esse tempo, no entanto, estamos distantes do cenário ideal. O Brasil mudou, e vem mudando, de forma que muitos dos conceitos originais precisam ser revisitados com rapidez. Vivemos profundas transformações estruturais, além de solavancos constantes, como foi com a pandemia, cujos impactos de saúde, sociais e econômicos vão perdurar longamente. Cabe destacar pelos menos seis mudanças relevantes pelas quais estamos passando:

1 demográfica: a população está envelhecendo, o que é um indicador de avanço, mas, sem o crescimento de um contingente de

jovens necessário para o amparo intergeracional, é compreensível que se tenha alto consumo em saúde, sem fonte produtiva de recursos proporcional;

2 epidemiológica: estamos vendo um aumento de enfermidades de alto impacto, como câncer e doenças neurodenegerativas, assim como de outras doenças crônicas, também demandadoras do sistema;

3 tecnológica: o surgimento de caríssimos avanços, como exames de alta precisão, terapias gênicas e imunoterapias, que, diferente de outras indústrias, não são substitutivas, mas adicionam etapas no cuidado assistencial;

4 profissional: há um aumento de hiperespecialistas e, também, a dependência de centros de alta complexidade e resolutividade;

5 cultural: a população tem acesso a toda quantidade – e qualidade – de informação, nem sempre com a crítica científica pertinente;

6 organizacional: há um abismo entre os recursos disponíveis e as possibilidades assistenciais.

Evidentemente, existem ainda mais fatores que podem aumentar a complexidade desse cenário, e todos apontam para a necessidade desconfortável e urgente de uma significativa reengenharia do sistema de saúde. Se esse tema não for pautado com celeridade e responsabilidade, enfrentaremos sinais de colapso em pouco tempo. O formato vigente deixa muitas falhas e cobra um esforço hercúleo de todos os atores envolvidos, desde fornecedores, financiadores e prestadores de serviço até, tristemente, o usuário, que não recebe a agilidade e as alternativas que poderia receber.

A inquietação aumenta quando se identifica o abismo entre o sistema público, que sofre cronicamente com subfinanciamento, e o sistema privado, que, inevitavelmente, se torna mais caro para poder incorporar novas tecnologias em saúde, com preços totalmente acima do razoável, até para países ricos, seguindo uma lógica de retorno de investimento aos acionistas que, em saúde, deve ser debatida com lucidez e maturidade.

Pode-se pensar, por outro lado, que essas dificuldades vão fomentar inovação, incluindo investimento em parques tecnológicos, para dar conta das demandas internas e, possivelmente, da região com a qual o país tem acordos comerciais. Algumas iniciativas com drogas de alto custo e consumo crônico já poderiam dar certo alívio na pressão, mas, definitivamente, não resolvem o problema. Ainda assim, mesmo que medidas de redução de custos, como produção própria e negociações mais agressivas com fornecedores, sejam incrementadas, nunca a máxima de que "prevenir é o melhor remédio" teve tanto sentido.

O sistema de saúde precisa expandir formas efetivas de evitar doenças ou, pelos menos, reconhecê-las e manejá-las precocemente, em uma linha de cuidado não fragmentada. O desperdício deve ser combatido com agilidade, inclusive o desperdício da subutilização da quantidade imensa de dados que a saúde coleta, todos os dias, e deveria retroalimentar o sistema, com informações estratégicas e até comerciais.

Comunicação, informação e educação serão fundamentais em todas as dimensões mencionadas. Cuidar da saúde deve ser incorporado de forma mais assertiva em currículos estudantis, e estímulos para empregadores e empregados devem ser debatidos. Não existe solução simples. Pode levar uma geração inteira para haver alguma estabilidade e equilíbrio, mas é melhor agir do que ficar contemplando uma inexorável evolução desfavorável.

Nos próximos anos, haverá um conflito constante sobre de quem será a prioridade de usar o sistema de saúde – que já terá sido um direito de todos.

Publicado no jornal *Zero Hora* em 18/02/2023

57

EXAMES DEMAIS OU EXAMES DE MENOS?

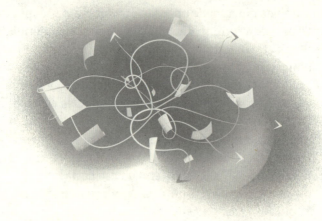

A imprensa vem noticiando sobre um movimento internacional da Fundação ABIM chamado Choosing Wisely (em português, algo como "escolhendo sabiamente"). Trata-se de uma campanha que congrega várias sociedades de especialidades médicas que listam exames e tratamentos que não devem ser realizados rotineiramente, por não agregarem benefício aos pacientes.

É falsa a ideia frequente de que quanto mais exames, melhor! Muitas vezes, eles podem atrapalhar, mais do que ajudar. Isso acontece porque sempre há alguma chance de resultados falsos positivos (resultados que sugerem doença em pacientes saudáveis) e falsos negativos (resultados normais em pacientes doentes). Enquanto um falso positivo pode desencadear investigações desnecessárias, o falso negativo pode criar uma falsa sensação de segurança. O americano H. Gilbert Welch publicou recentemente o livro *Overdiagnosed: Making People Sick in the Pursuit of Health* (algo como "superdiagnóstico: adoecendo pessoas na busca da saúde"). O autor assinala problemas, já muito presentes no Brasil, como o excesso de solicitação de exames para exclusiva proteção dos médicos de processos judiciais. Além disso, muitas empresas vendem o diagnóstico como algo milagroso e não informam que é preciso que um bom profissional faça interpretação crítica dos resultados. Ter acesso a um médico que use o tempo necessário para explicar com detalhes os riscos de cada exame e o que ele pode contribuir para tomada de decisão é outro desafio. No Brasil, discutimos fraudes e desvios que escasseiam o orçamento da saúde. Discussões sobre incorporação de exames sofisticados e úteis no SUS ficam prejudicadas pelo fato de que não adianta fazer um diagnóstico preciso e precoce, se a fila de espera para o tratamento da doença identificada for assustadoramente maior do que a evolução natural da doença.

Publicado no *Jornal do Comércio* de Porto Alegre em 17/02/2012

58

SEM ACESSO AO AVANÇO MÉDICO

O avanço da medicina deu um salto em qualidade e resultados que é difícil imaginar que a primeira anestesia foi há somente 170 anos. Médico bom era o profissional rápido que operava alguém antes que a dor o matasse. Muito se aprendeu deste então. Drogas com mecanismos de ação elegantes povoam as publicações médicas. Estudos clínicos de grande porte com delineamento complexo – fundamentais para separar efeito terapêutico do placebo – mostraram resultados até há pouco inimagináveis. Outras tantas promessas falham todo dia, com resultados até deletérios. Esse modelo *blockbuster*, no qual drogas de sucesso devem pagar o seu desenvolvimento e cobrir os custos das demais substâncias que não se provaram efetivas, gerou um efeito colateral global: toxicidade econômica! Existem novas drogas realmente inovadoras, assim como existem outras com algum fundamento teórico e pouco impacto real na vida do paciente, e com preços que ultrapassam qualquer condição de financiamento. De pouco adianta qualquer avanço médico se não há acesso a ele. Outro problema, tão grave e menos conhecido, é o desabastecimento de drogas que não trazem lucros elásticos aos fabricantes. Estamos vivendo, por exemplo, a falta de remédios baratos, como onco-BCG, para câncer de bexiga, e mitomicina, para câncer de canal anal. As eventuais explicações não justificam a tomada de medidas tardias, após crise instalada. Vários países têm legislação e regras para minimizar esse cenário, debate que segue patinando no Brasil. Em um sistema de saúde com diferenças abissais entre quem tem saúde privada e a maioria, que depende do sistema público, esse é um assunto que interessa a todos. Temos que ser ágeis na escolha de estratégias alinhadas com a epidemiologia para termos soluções práticas, antes de colapsos que ameaçam a vida das pessoas, mesmo no período da crise – ou melhor dizendo, principalmente por causa da crise, momento que a saúde da população piora. Temos que migrar de preço do remédio para valor da vida.

Publicado no *Jornal do Comércio* de Porto Alegre em 09/5/2016

59

COMUNICAÇÃO E AÇÃO

Você está tomando os cuidados para reduzir o risco de contaminação pelo coronavírus? Sim, doutor, eu estou... o problema são as visitas! Esse fragmento de diálogo, até divertido se fosse em outros tempos e não fosse cruelmente real, ilustra um aspecto fundamental da batalha sanitária que estamos vivendo: estamos falhando na comunicação. Comunicar ciência tornou-se uma prioridade, preocupação de órgãos públicos e privados, e um assunto estabelecido de educação. O Centro para Controle e Prevenção de Doenças (CDC) dos Estados Unidos estima que 20% a 30% das prescrições de doenças crônicas não são seguidas. Se incluirmos recomendação de parar de fumar ou realizar atividade física, os números podem ser piores.

Mesmo que a informação seja abundante e acessível, não estamos conseguindo fazer as pessoas usarem máscaras de forma correta ou lavar as mãos. Falta uma ponte entre comunicação e ação.

As mudanças podem ser difíceis, seja por falta de compromisso, interesse ou compreensão. As condições socioeconômicas, tratamentos inacessíveis ou as condições de vida têm papel eloquente na capacidade de adesão a recomendações médicas. Um remédio muito caro, mesmo que bem indicado, não será realidade para quem concentra esforços em comprar a comida dos filhos. A falha em seguir recomendação médica é, também, um problema caro.

A American College of Preventive Medicine estimou que a não adesão era responsável, antes da pandemia, por pelo menos 10% das hospitalizações. Não temos dados atuais ou para nossa realidade, mas é justo imaginar que sejam ainda mais assustadores em condição de uma tragédia sanitária.

O consenso é que estamos falhando, de alguma forma, em dar solução para um número gigantesco de pessoas, o que leva a uma quantidade inaceitável de mortes evitáveis. Com todos cansados, os pensamentos binários e beligerantes são mais frequentes. Não existe solução simples, mas concentrar esforços naqueles pontos de menor desalinhamento, como benefício de máscaras e vacinas, pode contribuir para colocar todos na mesma direção.

Uma situação complexa como a pandemia não pode ser levada por antíteses simplistas, como liberdade e ditadura, direita e esquerda, amigo e inimigo, como amor e ódio.

Publicado no *Jornal do Comércio* de Porto Alegre em 26/4/2021

60

SAÚDE DA MULHER: AS MUDANÇAS NECESSÁRIAS

A humanidade depende das mulheres. Elas fornecem cuidados, apoio e são essenciais para o desenvolvimento social. Desempenham um papel significativo na construção da família, comunidade e, muitas vezes, na liderança de organizações. Apesar dos avanços, ainda vivemos uma era de disparidades de gêneros, inclusive na medicina. Há um progresso lento, inclusive, pela deficiência de financiamento e escassez de pesquisas clínicas sobre saúde da mulher. Um relatório da Global Health Alliance descreve que menos de 5% de todos os ensaios clínicos nos últimos 20 anos foram para condições ginecológicas.

Esse viés médico coloca as mulheres em risco. Estudos mostram que os recursos, muitas vezes, são alocados de forma desproporcional para doenças que afetam principalmente os homens. Por exemplo, dados da Harvard Health mostram que 70% dos que têm dor crônica são mulheres, mas 80% das pesquisas sobre dor são realizadas em homens. Impressiona que a inclusão de participantes do sexo feminino em estudos clínicos tenha começado somente no final da década de 1980 e se tornado obrigatória nos EUA em 1993. É um desafio pela falta de informação, educação precária, pobreza e existência de mitos e equívocos. No que diz respeito ao câncer, números falam por si. Amostra global da União Internacional para Controle do Câncer indica que apenas 45% das mulheres estavam cientes dos sinais e sintomas da doença, antes de receber o diagnóstico. Quase metade nunca havia participado de programas de rastreamento. Apenas 42% tiveram acesso a serviços de apoio. A estatística em países com restrição de recursos, como o Brasil, pode ser pior. Mas as soluções não são revolucionárias.

Devemos implantar todas as ferramentas para conscientizar sobre os sintomas do câncer, cobrar dos governos a implementação de programas efetivos de triagem e acolhimento, encorajar as mulheres a procurarem aconselhamento, ajudar a identificar as doenças mais cedo e garantir tratamento de ponta para todas. Temos de ser melhores do que somos hoje. Por incrível que pareça, em pleno século 21, a mulher vai ser pressionada para ser incansável, mesmo quando ninguém mais tem energia. Temos que ter sensibilidade e a impressionante resiliência que acompanha as mulheres para provocar as mudanças fundamentais.

Publicado no jornal *Zero Hora* em 17/8/2023

61

OUTUBRO (NEM TÃO) ROSA

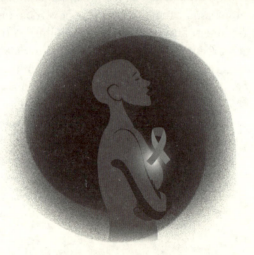

O movimento internacional Outubro Rosa é uma iniciativa para sensibilizar as pessoas sobre o câncer de mama, doença que atinge mais de 50 mil mulheres anualmente no Brasil! Desde 1990, quando um laço rosa foi distribuído pela Fundação Susan G. Komen for the Cure durante a primeira Corrida pela Cura, em Nova York, entidades começaram a fomentar ações voltadas à conscientização do diagnóstico precoce, dando início ao chamado Outubro Rosa.

Iluminar de rosa monumentos, prédios e pontos conhecidos, com uma leitura visual replicável em qualquer lugar, é uma forma de ampliar a abrangência da mensagem. Os sucessos médicos atuais agregam coragem às mulheres afetadas pela doença. Temos, entretanto, uma realidade local menos atraente. Ao mesmo tempo em que comemoramos avanços científicos com entusiasmo, lamentamos a trava do sistema. Menos de 20% das mulheres têm acesso a uma mamografia de qualidade e, menos ainda, a médico especializado no manejo de lesões suspeitas.

O prazo previsto em lei de 60 dias para atendimento de pacientes com câncer não é cumprido em grande parte do país porque recursos que viabilizariam assistência ágil não foram contemplados. Os preços das novas tecnologias são elevados e não há sinal de que venham a ficar menos caros, e a porcentagem do PIB alocada para saúde pública é metade do que se espera. Vários medicamentos efetivos seguem privilégio da pequena parcela da população que chega a hospitais de ponta.

Algumas incorporações de remédios no SUS levaram sete anos para serem assimiladas, depois de já disponíveis em outros países e no sistema privado nacional. A triste matemática nos faz estimar em milhares os anos de vida subtraídos. Ainda mais assustador é que pouco se faz para modificar este cenário.

Reunir os atores dessa peça e estabelecer metas e planos transparentes é fundamental. De qualquer forma, a popularidade do Outubro Rosa alcançou o mundo de forma elegante, unindo em torno de causa nobre. Isso faz com que a iluminação em rosa assuma papel importante, lembrando a todos o desafio que o país e, especialmente, milhares de mulheres e famílias, enfrentam.

Publicado no jornal *Zero Hora* em 16/10/2014

62

CÂNCER DE PULMÃO: UM MAL PARA A SAÚDE E AS CONTAS PÚBLICAS

O câncer é um dos maiores desafios do século. A doença é responsável por mais de um quarto de todos os óbitos e, até 2030, será a principal causa de morte no planeta. No congresso da Agência Internacional de Pesquisa sobre o Câncer (Iarc), que ocorreu na Malásia, foram divulgadas estimativas indicando 18,1 milhões de novos casos e 9,6 milhões de falecimentos pela enfermidade só no ano de 2018.

Como é de esperar, países de renda menor sofrem mais impacto. Em resumo, o câncer está para os tempos atuais como a peste negra esteve para a Idade Média.

Um passo para tentarmos modificar essa história é entender bem o tema, os números e os tipos de tumor. Quando somamos ambos os sexos, o câncer de pulmão é o mais comum (11,6% dos casos) e o mais mortal (18,4% dos óbitos pela doença).

O maior promotor desse problema é, de longe, o tabagismo, que já matou 50 milhões de pessoas na última década. Se as tendências continuarem, 1 bilhão de pessoas morrerão pela exposição ao tabaco neste século, o que equivale a um falecimento a cada seis segundos.

Além de consequências que podem ser devastadoras para o doente e seus familiares, cabe salientar a repercussão coletiva da doença. Um estudo extenso do núcleo de inteligência da revista *The Economist*, com o qual pude contribuir, aponta que os custos diretos da assistência oncológica aumentaram muito nas duas últimas décadas.

Nos Estados Unidos, estima-se que os gastos passaram de US$ 27 bilhões, em 1990, para mais de US$ 125 bilhões, em 2010. Se os custos da atenção ao câncer crescerem 2% anualmente, os gastos projetados para 2020 serão de US$ 174 bilhões.

No Brasil, a mesma pesquisa estimou o custo anual direto com câncer de pulmão, só pelo Sistema Único de Saúde (SUS), em US$ 250 milhões. A conta no sistema privado é ainda maior, apesar deste estar disponível para parte da população. Se o SUS desembolsasse o mesmo que o sistema privado para cada paciente com tumor de pulmão, essa cifra subiria para US$ 1,7 bilhão!

Os vários novos tratamentos na área da oncologia só serão efetivamente uma realidade se construirmos soluções que ultrapassem os desafios financeiros evidentes. Nenhuma conquista será verdadeira se não tivermos as ferramentas, incluindo a coragem, de pautarmos questões complexas, como um financiamento realista das armas que possuímos hoje contra o que deve ser o mal do século 21.

Publicado no portal Saúde Abril em 20/01/2019

63

A SAÚDE E AS AVALANCHES DO MONTE DE AREIA

Um sistema complexo, um conceito em ascensão em várias áreas do conhecimento, é constituído por partes interativas que se adaptam ao ambiente ao longo do tempo, sem um controle centralizado. Esse campo de estudo fascinante e multifacetado transcende as fronteiras tradicionais, sendo onipresente na natureza, sociedade e tecnologia. A ciência da saúde e, consequentemente, o ser humano, exemplificam essa complexidade, comparados a "montes de areia" que crescem continuamente com a adição de grãos. Eventualmente, pequenos grãos acumulados na rotina diária – como uma alimentação inadequada, sedentarismo, estresse não gerenciado ou uso de substâncias prejudiciais – podem desencadear avalanches, colapsando o monte por completo. Não é o último grão que causa o colapso, mas a configuração das tensões acumuladas ao longo do tempo.

Este conceito também se aplica ao sistema de saúde como um todo, onde o conhecimento médico cresce exponencialmente, seja com novas tecnologias trazendo benefícios significativos ou com impactos irrelevantes, todos competindo pelo mesmo espaço no valioso mercado da saúde. Há uma tensão real em equilibrar esses avanços dentro de um orçamento que requer escoras significativas para se manter estável. Os sistemas complexos operam próximo ao limite do caos, buscando equilibrar estabilidade e adaptabilidade. Excesso de ordem sufoca a inovação, enquanto o caos pode levar à instabilidade.

A dinâmica energética do monte de areia demanda que aceitemos sua imprevisibilidade e que realizemos saltos intelectuais que desafiam o pensamento tradicional. Em meio a essa constante mudança, várias camadas do sistema de saúde precisam ser redesenhadas: desde a alocação precisa e realista de recursos para desenvolvimento de novas tecnologias, regras transparentes para acesso com equidade e debates, por vezes acalorados, sobre a responsabilidade individual em decisões de saúde e seu impacto coletivo. Não há respostas simples; em sistemas complexos, as soluções não seguem caminhos lineares. Todas elas, no entanto, exigem ampla educação e reflexão precoce, antes que o monte de areia desmorone.

Publicado no *Jornal do Comércio* de Porto Alegre em 14/8/2024